每天拉筋10分钟
远离亚健康

杜江榕◎编著

U0213310

甘肃科学技术出版社

图书在版编目（CIP）数据

每天拉筋10分钟，远离亚健康/杜江榕编著. -- 兰州：甘肃科学技术出版社，2017.10
ISBN 978-7-5424-2424-2

Ⅰ.①每… Ⅱ.①杜… Ⅲ.①经筋－穴位疗法 Ⅳ.①R245.9

中国版本图书馆CIP数据核字(2017)第231982号

每天拉筋10分钟，远离亚健康
MEITIAN LAJIN 10 FENZHONG , YUANLI YAJIANKANG

杜江榕　编著

出 版 人　王永生
责任编辑　毕 伟
封面设计　深圳市金版文化发展股份有限公司

出　版　甘肃科学技术出版社
社　址　兰州市读者大道568号　730030
网　址　www.gskejipress.com
电　话　0931-8773238（编辑部）　0931-8773237（发行部）
京东官方旗舰店　http://mall.jd.com/index-655807.html

发　行　甘肃科学技术出版社　　印　刷　深圳市雅佳图印刷有限公司
开　本　720mm×1016mm 1/16　印　张　10.5　字　数　230 千字
版　次　2018年1月第1版　　印　次　2018年1月第1次印刷
印　数　1~6000
书　号　ISBN 978-7-5424-2424-2
定　价　32.80元

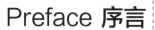

Preface 序言

在现代生活环境的改变和巨大压力之下，许多人往往出现各种不堪重荷的表现，有人头痛、眩晕、乏力，有人易疲劳、心情烦燥，有人精神不振、失眠，也有人血压偏高、血糖偏高……这些不堪重荷的表现看似疾病，进行相关疾病检查时却往往达不到疾病的标准。这就是多数人所了解的亚健康状态，简单来说就是一种似病非病的状态，这种状态若不加以调节，将演变成为疾病状态，给人们的身体和生活造成更大的影响和伤害。

古语云："百病从筋治，筋柔百病愈"，可见筋与健康关系之密切。无论是中国传统的健身保健操易筋经、五禽戏、八段锦、太极拳，还是现代的体操、健身操、瑜伽，都很重视拉筋健身。拉筋是一种简单有效的大众经络保健方法，使用这种方法人们不需要掌握专业的技术，也不一定使用专业的医疗器具，只需要熟悉人体经络的走向以及养生要穴的分布，用自己的身体做出各种动作，或是用手掌对症拍打相应的经络穴位，就能达到舒经活络、养护健康的功效。

作为一本学习拉筋帮助人们远离亚健康的生活保健书，本书有着非常实用的价值，可以让读者了解拉筋的各种方法和具体操作。本书以亚健康的概念、表现及引起亚健康的因素开篇，进一步讲述拉筋如何改善亚健康。逐一分析了拉筋的分类、好处、技巧及常见问题，详细介绍牛角松筋术及经络瑜伽的理论基础、牛角松筋术在养颜塑形和亚健康方面的具体应用、日常生活中实用的经络瑜伽术、日常疼痛的常用拉筋方法，以及常见运动损伤的拉筋方法。最后还介绍了一些简便的日常按摩方法及对生活误区的解读。

本书科学实用，讲解深入浅出，适合各类人群阅读使用。书中还配以大量图片，其中拉筋动作以插画的形式呈现，改变以往其他操作类图片单调沉闷的风格，有着活泼生动的画面感，使读者能够更加直观地学习和掌握拉筋的方法，并快速运用到自己的生活中，达到摆脱亚健康状态和维护健康的目的。

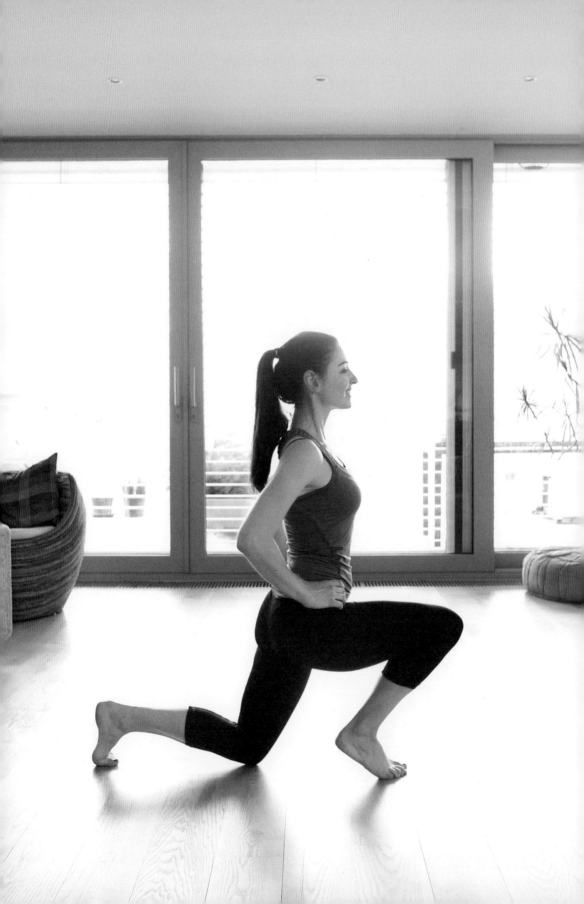

CONTENTS 目录

第一章　　**亚健康与拉筋，你不知道的那些事儿**

002　　亚健康是不是"病"？

003　　亚健康有哪些症状？

004　　引起亚健康的因素有哪些？

005　　你是否处于亚健康状态？

006　　学会拉筋，摆脱亚健康

007　　你不可不知的拉筋分类

009　　牛角松筋术，为健康添活力

014　　经络瑜伽，从古至今的保健秘方

017　　拉筋的好处你都知道吗？

020　　拉筋的常见问题及注意事项

022　　要拉好筋就要多懂些技巧

024　　生活中常见的 9 种筋缩现象

026　　小心！爱运动的人也会筋缩

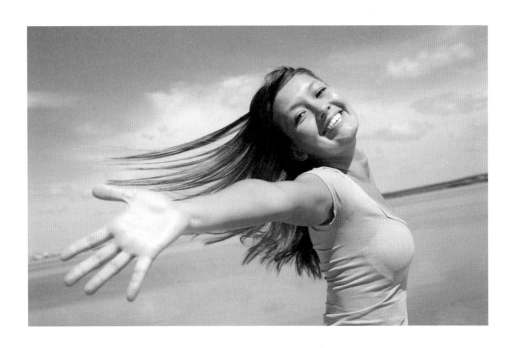

第二章

妙用牛角松筋术，告别亚健康状态

028　空调病

030　头痛

032　心悸

034　失眠

036　消化不良

038　便秘

040　抑郁症

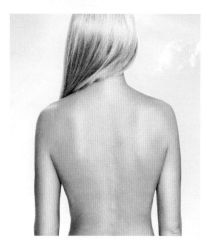

第三章

别样美颜塑形方，尽在牛角松筋术

044　皮肤美白

046　光滑美肤

048　祛斑

050　淡化眼周细纹

052　水润双唇

054　乌黑秀发

056　V 型小脸

058　迷人胸部

060　纤细腰腹

062　丰润翘臀

064　修长美腿

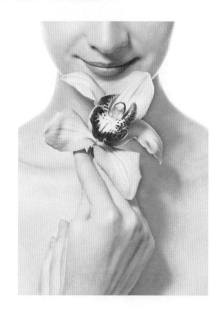

第四章

疼痛可轻可重，日常止痛拉拉筋

068　颈椎病

071　咀嚼肌疲劳

073　胸痛

075　肩膀痛

078　网球肘

081　背部酸痛

084　腰部疼痛

087　大腿疼痛

090　坐骨神经痛

093　膝盖疼痛

096　脚踝扭伤

099　脚趾发麻

第五章

10 种常见运动损伤与拉筋法

102　足球——脚部活动多，预防脚踝扭伤

105　篮球——肢体碰撞，当心急性肌肉损伤

108　自行车——缩短骑行时间，小心扭擦伤

111　跑步——尽享奔跑的愉悦，勿忽视身体损伤

114　游泳——增强心肺功能，留意肩伤腰痛

117　羽毛球——快速移动时，避免手肘膝盖受伤

120　滑雪——强化肢体协调性，避免膝盖拉伤

122　轮滑——地上飞舞，留意下肢疼痛劳损

124　棒球——投手注意肩伤，击者留心腰伤

126　排球——四肢协调配合，当心肩、腕部损伤

第六章　**日益盛行的拉筋秘术——经络瑜伽**

130　令你容光焕发的清晨瑜伽

132　塑形展臂式瑜伽

133　消除疲劳的四种经络瑜伽

135　防治肠胃病的三种经络瑜伽

137　经络瑜伽消除肩颈痛

140　孕妇瑜伽，一场身心的"较量"

第七章　**亚健康按摩法 + 日常误区解读**

144　适当按摩，轻松面对亚健康

150　日常生活中的几个误区解读

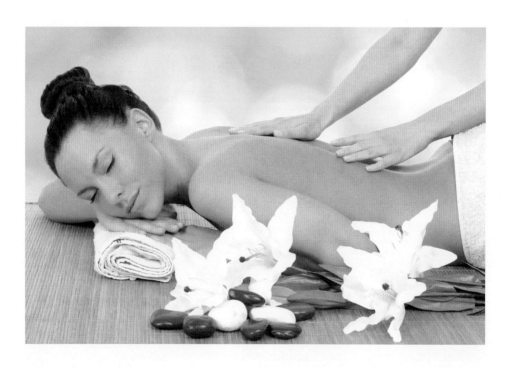

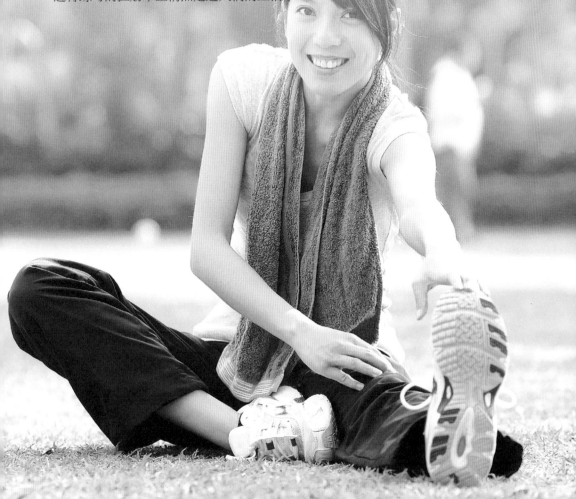

第一章

亚健康与拉筋，
你不知道的那些事儿

在现代科技不断发展、人们生活水平不断提高的时代背景下，越来越多的人开始出现一种介于健康与疾病之间的亚健康状态，这种状态困扰和影响着人们的正常生活。既然是介于健康与疾病之间，寻求医疗的帮助未必能有所改善，而适合人人进行练习的拉筋术正悄然走进人们的生活中⋯⋯

亚健康是不是"病"？

健康是指人体各器官系统发育良好、功能正常，体质健壮、精力充沛，并具有健全的身心和社会适应能力的状态。中医学认为健康的人——"平人"，其机体处于阴阳平衡、气血调和、形与神俱的状态，强调机体生理健康与心理健康的协调统一性。

世界卫生组织对个体健康提出了十条标准：

1.有足够充沛的精力，能从容不迫地应付日常生活和工作的压力而不感到过分紧张；

2.处事乐观，态度积极，乐于承担责任，事无巨细不挑剔；

3.善于休息，睡眠良好；

4.应变能力强，能适应环境的各种变化；

5.能够抵抗一般性感冒和传染病；

6.体重适当，身体匀称，站立时头、臂、臀的位置协调；

7.眼睛明亮、反应敏锐；

8.牙齿清洁、无空洞，无痛感，齿龈颜色正常、无出血现象；

9.头发有光泽，无头屑；

10.肌肉皮肤富有弹性，走路感觉轻松。

这十条标准也可用"五快"来概括，即吃得快、说得快、睡得快、走得快、便得快。

亚健康是介于健康和疾病的中间状态，指人的身体功能无明显或明确的疾病表现，在相当高水平的医疗机构经系统检查和单项检查，未发现疾病，而本人确实存在身体、心理上的种种不适，对外界的适应能力有不同程度的减退。这类人群在身心情感方面处于健康和疾病之间的健康低质量状态。虽然常有易疲劳、烦躁、紧张、失眠、精神不振、缺乏食欲、易感冒、稍动即累等功能异常的表现，却又达不到疾病的诊断标准，无法给予明确的病名诊断。

亚健康有哪些症状？

亚健康人群的症状常表现在以下几个方面：

01 躯体亚健康

主要表现为不明原因或排除疾病原因的面色无光泽或晦暗、皮肤粗糙、易疲劳、活动后心慌气短、四肢酸软或疼痛、毛发易脱落、眼睛干涩、视物模糊、听力下降、食欲不振、便秘、尿频、尿急、月经不调、性功能下降等。

02 心理亚健康

表现为精神不振或紧张、头晕、头痛、睡眠异常、心情抑郁、焦虑不安或急躁易怒、情绪不稳定、脾气暴躁、思维不清晰、记忆力下降、注意力不集中、缺乏或丧失信心、遇事犹豫不决。

03 潜病亚健康

表现为体检中发现了一些生物参数偏离了正常范围，但够不上疾病的诊断标准，临床上也无明显不适，可能是某些疾病的病前生理病理改变。例如，血压偏高（临界高血压）、血脂偏高、血糖偏高，但未达到高血压、高脂血症、糖尿病的诊断标准。

04 社会适应性亚健康

难以适应工作、生活、学习等环境，不能坦然面对挫折，人际关系协调欠佳，家庭不和睦，自我认同感较差，幸福感较差。角色错位和不适应是社会适应性亚健康的集中表现。

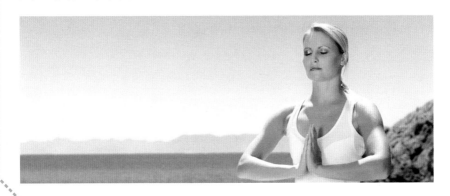

引起亚健康的因素有哪些?

引起亚健康的因素较多，主要包括以下几个方面:

01 不良的饮食生活习惯

高脂肪、高蛋白、高热量的饮食结构，过饥过饱的饮食不均衡状态，酗酒的生活方式等，易于造成消化系统功能的损害，日积月累而导致亚健康状态。

02 工作压力大

现代社会，工作节奏快、竞争比较激烈，工作时间长、强度大，睡眠时间短等现象已经成为都市生活的主旋律，导致身体长期处于不能正常休息和放松的状态。睡眠不足则使人体体力、脑力下降，反应迟钝，精力不能集中，日久的身体和精神上疲乏，工作、学习不适应，工作、学习能力下降，进而影响全身的正常功能，导致亚健康状态的出现。

03 精神心理因素

现实生活中面临诸多理想与现实的矛盾，如学业、择偶、工作、交往、情感等，在许多人身上都不同程度地存在着抑郁心理、嫉妒心理、虚荣心理、求全心理、矛盾心理等。当不良的精神因素打乱了心理平衡状态或超越了自身可调节的范围，则造成亚健康或病理状态。

04 缺乏运动

适当的运动可促进全身的新陈代谢，去腐生新，增强体质。但如果长时间缺乏运动，则易影响气血的正常运行，日久而出现亚健康状态。

05 不良环境因素

噪声、红外线、紫外线、电磁波、放射线等物理性的环境污染会导致听力、视力下降，精神不集中；化工污染物、农药等化学环境污染则容易引起呼吸道疾病，并影响儿童智力及遗传基因突变等；大气污染更是无处不在。此外，长期处于压抑、抑郁、孤独的生存环境中，会影响人的正常情绪及心理健康，如不能及时调节或找到适当的释放机会，易影响神经系统出现烦躁、易怒、焦虑、失眠等症状，表现出心理方面的亚健康状态。

你是否处于亚健康状态？

出现躯体症状、精神心理症状、社会适应能力下降等方面的表现中任何一条，并经系统检查排除可能导致该症状的疾病者，即可判定为亚健康。到目前为止检测亚健康状态的方式无外乎自测和他测两种。"他测"是依靠仪器测定，"自测"是自我测定。自我测定方法可通过相关健康问卷或量表进行健康状态测评。

亚健康状态自测表

对照一下自测表，如果你的积累总分超过30分，表明健康已敲响警钟；如果积累总分超过50分，赶紧去医院找医生，调整自己的心理，或是好好地休息一段时间。

1.早上起床时有持续的头发掉落（5分）

2.感到情绪有些抑郁，会对着窗外发呆（3分）

3.昨天想好的事，今天怎么也想不起来了，近些天经常出现这种情况（10分）

4.害怕走进办公室，觉得工作令人厌倦（5分）

5.不想面对同事和上司，有自闭症式的渴望（5分）

6.工作效率下降，上司已表达了对你的不满（5分）

7.工作1小时后就感到身体疲倦、胸闷气短（10分）

8.工作情绪始终无法高涨。最令自己不解的是无明火很大，但又没有精力发作（5分）

9.一日三餐，进餐甚少，排除天气因素，即使非常适合自己口味的菜也食之无味（5分）

10.盼望早早地逃离办公室，为的是能回家躺在床上休息片刻（5分）

11.对城市的污染和噪音非常敏感，比常人更渴望清幽、宁静的山水和休息身心（5分）

12.不再像以前那样热衷与朋友的聚会，有种强打精神、勉强应酬的感觉（5分）

13.晚上经常睡不着，睡着了也老是做梦，睡眠质量低（10分）

14.体重有明显的下降趋势，早上起来发现眼眶深陷、下巴突出（10分）

学会拉筋，摆脱亚健康

中医学认为，人体结构一旦失去平衡，就可能在不平衡的地方产生酸、麻、胀、痛等现象，而这些酸、麻、胀、痛，其实是一种信号，表明人体某些器官功能的衰退，表示着筋肉、骨骼结构平衡的紊乱，也就是筋肉、骨骼结构上出现了不平衡。筋肉、骨骼结构平衡紊乱后，势必影响经脉和五脏六腑的正常结构与功能，临床上早期表现出各种不适的亚健康状态。因此，要改变或者摆脱我们的亚健康状态，就要使筋肉、骨骼结构恢复平衡，从而使机体结构达到上下平衡、左右平衡、阴阳平衡、五行平衡，使五脏六腑的机能达到最佳状态。

因此要改变或者摆脱我们的亚健康状态，就要使筋肉、骨骼结构恢复平衡，从而使机体结构达到上下平衡、左右平衡、阴阳平衡、五行平衡，使五脏六腑的机能达到最佳状态。人体结构只要平衡，就没有所谓"病"的症状出现，也就使人体恢复了"健康状态"。任何病变都是有征兆的，人们只要对身体出现的一些如心悸、胸闷、失眠、虚汗、气短、眩晕等亚健康状态加以重视，并通过拉筋等方式来舒筋活络，保持体内的气血畅通，就能够达到中医"治未病"的目的。

"筋长一寸，寿延十年"。要想通过拉筋等舒筋活络的方式来防病治病，首先要善于识病。也就是说，经筋诊断可依身体整体结构的变化，再论局部机体后续的延伸；亦可直接以四肢末端论整体结构，至整体的病因病理；任何病变在身体的某一部分都有明显的线索可以遵循，且其线索均有相对应的线索存在。因为身体结构为求平衡，在对应的地方产生了所谓的代偿作用（病因），而在两相对应的中间形成压力（自觉不适）。辨明病因之后，通过采取相应的舒筋活络方法，往往能达到"手到病自除"的功效。

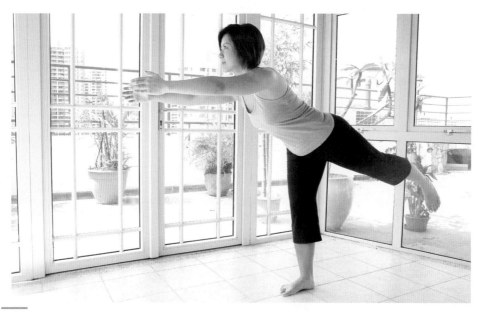

你不可不知的拉筋分类

从我们大部分人对拉筋的认识看来，拉筋作为健身运动前热身的一种方式，能够有效地防止肌肉拉伤。正确的拉筋方法能使身体的血液流畅，达到自愈和诊断身体的目的。

这里所说的拉筋，并不只是我们生活中所理解的狭义上的运动前热身的拉筋，而是通过调整经筋结构平衡，以舒筋活络的方式来防病治病的一类方式方法的统称。

拉筋的分类有两种，按拉筋时的状态可分为静态式拉筋法和动态式拉筋法；按拉筋时形式的不同，可分为肌肉拉伸（伸展）拉筋法、经络松筋法、经络瑜伽等，其中肌肉拉伸（伸展）拉筋法即为我们俗称的"拉筋"。

| 静态式拉筋法

静态式拉筋法又分为静态拉筋、被动式拉筋和主动式拉筋。

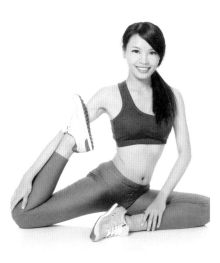

1. 静态拉筋

通过某种拉筋姿势，让想要伸展的肌肉（或肌群）受到一定的延展压力。不管是拮抗肌群或主动肌群，都处于放松状态，然后再对要伸展的肌肉（或肌群）施加压力，接着维持这种姿势一段时间，让目标肌群获得伸展。

2. 被动式拉筋

这类拉筋法与静态拉筋非常相似，但需要有同伴或辅助器材帮忙。由于有外力介入，肌肉受力较大，因此这类拉筋法的风险也比静态拉筋法略微高些。所以必须慎选结实稳固的辅助器材。

3. 主动式拉筋

这种拉筋法是运用相反肌肉（拮抗肌）的力量，来伸展目标肌群（主动肌）。相反肌肉的收缩可以帮助主动肌放松，最典型的一个动作是把单脚往前尽量抬高，在没有同伴和器材辅助下维持这个姿势一段时间。

| 动态式拉筋法

　　动态拉筋法指的是牵涉到动态动作的一类伸展运动。运动者不再是停留在某一个动作上面，而是采取动作或跳跃的动作，借此延展肌肉或扩大关节的活动范围和柔软度。动态拉筋法又分为弹震式伸展、动态伸展和单一肌群主动伸展。

1. 弹震式伸展

　　弹震式伸展是利用快速摆动、弹动及反弹产生的动力，迫使身体部位超越平常的活动范围，这是过时的一种伸展法。弹震式伸展可能产生的危险超过其好处，选择其他的动态伸展方式可以达到更好的伸展效果。

2. 动态伸展

　　动态伸展运用克制或温和的弹动或摆动动作，让特定的身体部位达到其活动范围极限。这种伸展法会逐渐增加弹动或摆动的力道，但动作绝对不能急遂猛烈或失控。

3. 单一肌群主动伸展

　　单一肌群主动伸展法简称 AIS，可以将想要伸展的肌群单一隔离定位，进行两秒钟的伸展。其方法是收缩拮抗肌（即相反的肌群），迫使被伸展的肌群放松。

　　卧位拉筋法、立位拉筋法、颈位拉筋法、蹲式拉筋法从其命名来看则相对容易理解得多。卧位拉筋法是拉筋法中相对最安全的一种，这种拉筋方式是借助于拉筋凳，是相对来说是比较牢固的，所以这种拉筋的方式最适合老年人拉筋。蹲式拉筋法是最古老的自然拉筋法，其拉筋的部位之多甚至超过了卧位拉筋法。

　　在后面的章节中，我们将重点介绍肌肉伸展拉筋法、牛角松筋法和经络瑜伽。

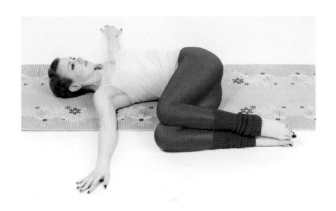

牛角松筋术，为健康添活力

当人们自身调理不当时，可能会出现筋缩、筋结（粘连）、积存（关节积液）等经络阻塞的情况，这就需要运用松筋手法来舒活经筋对十二经脉所经过的肌肉组织，加以刺激活络与疏解分离使筋结松开，筋膜重整康复，恢复正常弹性与张力，使经络得到疏通，也使脏腑与经络联系顺畅，并通过经络正常运行及传达作用，达到脏腑内病外治的保健功效。

肌肉固化出现筋结时，人们常对重点穴位施行指压、脚底指压等疗法，或用各种油压舒缓放松按摩。然而，这些疗法往往在未将硬块组织筋肉疏松开以恢复其弹性、张力与正常伸展收缩功能的情况下，直接予以强硬手技整骨，容易对身体造成意外损伤。因此对施行者的专业技术要求极高，不适合人们日常居家使用。后经过实践，人们找到了一种可直接运用在筋结处疏通经络，且又适合人们居家使用的松筋手法——牛角松筋术，它是遵循传统经络学说精髓并结合肌肉组织结构原理创新开发的全方位保健方法。

牛角松筋术在继承古人"放筋路"的基础上，发扬其消除酸痛、健康保健的理念，循着全身经络与筋脉走向垂直，可针对浅层筋膜、深层筋膜、诸要穴，更可通过牛角工具敏锐的触感，采用点、线、面整体操作手法，轻而易举地发掘阿是穴、筋肉粘连等，结合具活化修护功效乳霜，使经脉气血运行顺畅，同时帮助软组织恢复正常功能，使脏腑功能维持健康。筋脉疏通后，再配以芳香精油做顺气按摩，帮助火气、乳酸代谢，以防止火气逆冲、筋结处再度粘连。由此可知，此全方位面面俱到的经络松筋术是最正确的经络保健手法，也是最适合现代人面临各种无名酸痛、身体不适症时，无须借助药物就能改善症状的第三类医疗辅助手法。

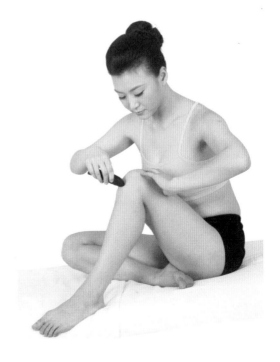

牛角松筋术的每一手法都是作用在筋膜与穴位处，故能轻易准确地帮受术者找出其筋脉不通之处，其着力所在筋膜与穴位处亦是受术者最在意的每一酸痛处。让筋膜产生的筋结松开，肌肉组织快速恢复弹性与功能，帮助身体气血筋脉运行顺畅，使筋柔与气血运行顺畅，机体功能正常运作，令身体种种不适之症状不药而愈，有效维护人体健康。

| 牛角松筋术工具与手法解析

　　牛角松筋术是依经络与筋脉走向垂直，采用点、线、面整体操作手法，深层疏开筋结硬块，使软组织恢复正常状态与功能的一种保健方法。

　　工欲善其事，必先利其器。要发挥牛角松筋术的保健功效，首先要针对不同的身体部位选用不同的牛角棒来松筋。

1. **双爪牛角棒**：适合身体较大面积部位，如大腿、臀外侧及手足部位使用。
2. **中牛角棒**：身体各部位适用。
3. **小牛角棒**：脸部适用。
4. 眼睛部位专用牛角棒。
5. 头部松筋专用牛角棒。
6. 开耳穴专用牛角棒。

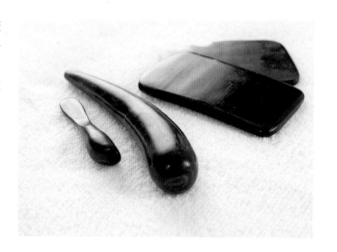

●牛角松筋术手法解析

　　一般来说，牛角松筋术循经络与筋脉路径，施以圆拨、点拨、划拨、深挑、刮等方法。

1. 圆拨

牛角循经脉画螺旋状。比如握笔圆拨：手法如同握笔，以拇指、食指、中指轻巧劲力在筋膜上呈螺旋状拨动。此手法多在穴位处与脸部松筋按摩时用，或舒缓松筋时使用。

2. 点拨

在穴位处做拨揉手法。比如直立点揉：手掌心轻稳握住牛角棒，略呈直立角度，用自身重力带动牛角点揉筋膜。此手法多适用处理深层筋膜与顽固筋结，或穴位处加强深拨使用。

3. 划拨

循经络与筋脉深层做来回划动。比如握笔划拨：手法如同提笔，以手腕或手指轻巧劲力来回活动拨筋。此手法适用处理浅层筋膜的放松，或穴位处点拨。

4. 深挑

深层肌肉固体化时，必须压深挑开筋结。

5. 刮

用牛角握柄面刮痧。

| 牛角松筋术的注意事项

●禁忌人群

（1）严重心脑血管疾病、肝肾功能不全、全身水肿者；

（2）体质虚弱者，尤其是大病后体质虚弱者；

（3）皮肤异常者，如体表有疖肿、破损、疮、斑疹和凸硬囊肿、脂肪瘤、纤维瘤者；

（4）急性扭伤或创伤的疼痛或骨折者；

（5）有出血倾向的各种急症者，如再生障碍性贫血和血小板减少患者、先天性类风湿关节病变患者。

●谨慎处理部位

（1）手臂心经在午时（11：00 ~ 13：00）心气宜静不宜动，应尽量避免在此时段进行心经拨筋手法。

（2）颈部、头部或身上手脚静脉血管暴起浮现处，应谨慎将牛角运用在其皮下深层筋膜，拨动松开筋结使"青筋"消沉。

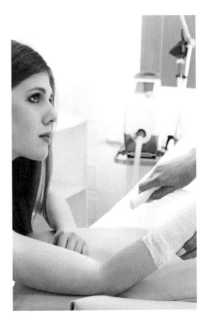

（3）胸部神封、神藏穴位区，此部位因近心脏，故松筋时如发觉有粗厚筋结硬块组织，须逐步保养松开筋结，以防求好心切太过松筋，使气血脉冲加大、心动过速，令患者心生恐惧无法负荷。

（4）颈部胸锁乳突肌内侧（颈前三角肌区）有颈总动脉血管经过，故手法须小心谨慎，不可太深入。

（5）腹股沟韧带处，此部位韧带肿硬者不可过度强硬手法松筋，因内部神经极易发炎，引起强烈疼痛。

（6）腘窝中央委中穴处，此部位肿硬隆起症状常见，因内部为滑液组织非筋膜结构，故不可深层太强刺激，以防发炎及变形肿大。

此外，松筋前不宜吃得过饱；松筋后需大量补充水分，以利排毒；每次使用完牛角后，要注意牛角的清洁工作，将牛角棒用粗盐水浸泡半小时左右，以消磁净化。

| 松筋之后，辨反应知好转

当人们被施行保健治疗手法之后，往往会根据身体出现的一些反应来判断是有效还是无效的。牛角松筋术也是如此。"药不瞑眩，厥疾弗瘳。"临床上年轻人身体产生不适症状，多半是姿势不良，筋肉僵硬影响循环所致，多数没有好转反应。但年龄越大、身体越不好的人，其症状多已深入内脏，已经不是表层筋脉僵硬气阻的问题，所以好转反应反而会比较强烈。此外，对于一些症状较轻的人群来说，好转反应多较为明显，如局部酸麻痛或内脏不适，以及植物神经失调症状、胸闷、头晕、失眠、腹泻等症状一经松筋调整，便很快得到改善。

在正统经络松筋手法操作时，会先施予全身肌肉、神经系统镇静安抚放松的手法，再渐进式点、线、面深层松筋消除"筋结"，待深层松筋结束后，再依人体气行方向及血液流向，运用按摩手法增强排毒，帮助肌肉恢复柔软弹性。故好转反应现象会比一般保健按摩或服用草药、保健食品症状轻得多。

松筋调整后，常见的好转反应多有如下几种：

1. 酸性体质

因体内毒素排出体外，皮肤易出现红疹，3～7天即可消失。

2. 贫血、低血压

因长期头颈部气血不佳，缺血、缺氧，筋脉已阻，松筋后因加速气行、血行，新陈代谢率增强，故易产生因气血活络而出现的头晕与胀痛感，此现象2～5小时即会减轻消失。松筋后，若产生头晕、胀痛现象，有可能是被操作者头颈部筋脉未完全松开，气不畅通所产生的现象，可加强此部位手法，以改善头晕、头胀。

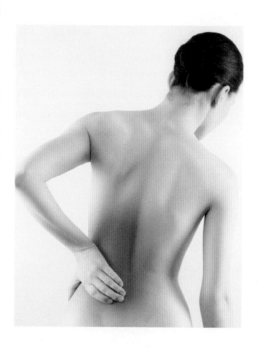

3. 肺功能不好

会出现咳嗽、咯痰增加的情况。松筋后因肺部功能活化，会刺激肺部纤毛蠕动与肺内上皮黏膜分泌黏液，共同将入侵肺部的病菌、灰尘从口排出。

4. 胃肠不好

松筋后会出现腹部胀痛、排宿便、腹泻。因本身肠壁坚硬累积宿便，借由松筋开穴，辅助大肠蠕动功能增强排出宿便，故会产生腹痛、腹泻与排便量增多的现象。

5. 肝不好

2~3天内易疲倦、嗜睡。"人动则血运于诸经，人静则血归于肝脏。"故长期肝功能不佳者，松筋后会通过人体正常生理反应，让人嗜睡、安静休息，以使血液回流肝脏，使肝细胞修补正常。

6. 肾功能不好

身体会出现短暂肿胀、眼前云雾、多尿等表现。肾主管通调全身水液代谢，肝肾二脏皆与眼相关，肾功能不佳，本身水液滞留体内，故松筋完后，排尿次数增加。尿量增多，乃身体积水排出、肿胀消失所致。眼睛因长期筋脉不通，气行后神经活化、筋脉膨胀会产生短暂眼雾现象。

7. 腰酸背痛

松筋后一段时间内会更酸痛，特别是背部筋肉僵硬呈条索状者与硬皮症者，因硬块打散疏开，退化部位细胞、神经活化产生反应。

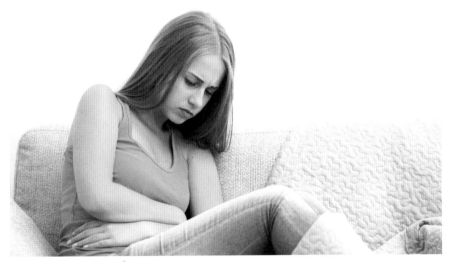

8. 面部皮肤问题

因筋结疏开，深层筋脉气血畅通，使原本积压在皮肤深层的黑色素、油脂、汞、重金属、化学毒素代谢，故在一段时间内斑、痘会增加。

经络松筋保养后，人们多会容易口渴，因此要注意补充水分，帮助体内毒素排出。另外，还要在好转反应期间多放松心情，多休息，适量活动，补充营养，使身体功能尽快恢复。

经络瑜伽，从古至今的保健秘方

　　瑜伽起源于印度，距今有5000多年的历史。古印度瑜伽修行者在大自然中修炼身心时，无意中发现各种动物与植物天生具有治疗、放松、睡眠、保持清醒的方法，患病时能不经任何治疗而自然痊愈。于是，古印度瑜伽修行者根据动物的姿势观察、模仿并亲自体验，创造出一系列有益身心的锻炼系统，也就是体位法。瑜伽发展到了今天，已经成为世界广泛传播的一项身心锻炼修习法，同时不断演变出了各种各样的瑜伽分支方法，比如热瑜伽、哈他瑜伽、高温瑜伽、养生瑜伽等等，以及一些瑜伽管理科学。

　　经络瑜伽是将传统瑜伽与东方医学相结合的练习方法。这种内外兼施的和缓运动，通过独特的瑜伽动作作用于全身的经络和经穴，结合适当的经穴刺激以产生自然能量，达到祛除身体异常、塑身健体的效果。经络瑜伽理论认为，通过经络的联系，人体的五脏六腑以及皮肤、筋骨等组织成为一个有机的整体，穴道及经络对脊椎、骨髓、中枢神经、自律神经具有一种反射作用，所以，刺激经穴就可以影响到内脏机能，从而激发人体固有的自然治愈能力。

　　经络瑜伽经过一系列连贯的伸展、扭动、弯曲体位，利用身体各部位间的接触，可以有效地对各个穴位进行刺激，从而调整内分泌，改善淋巴和血液循环，促进皮肤和各个器官的新陈代谢，祛除人体不良的和有毒的积物，增强人体免疫力。在做完瑜伽动作之后，再对相关重点穴位辅以按摩，可以达到事半功倍的效果。

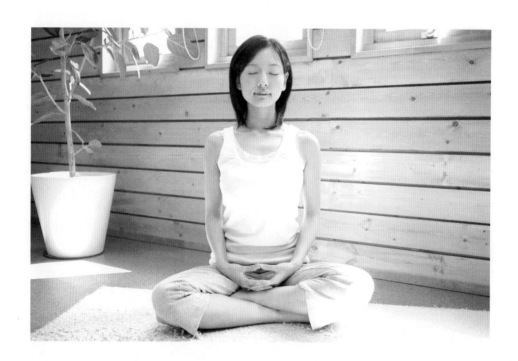

| 经络瑜伽的注意事项

对于瑜伽初学者来说，有必要先了解一些基本的瑜伽常识，尤其是瑜伽的注意事项，这样才能更安全更有效地达到练习瑜伽的目的。

●练习冥想

冥想是种意识状态。当你练习冥想时，要尽量让自己内心安静下来，把精神集中在体内。冥想可以有效地舒缓紧张的肌肉和神经，恢复你的能量。通过练习冥想，可以提高精神注意力，使心情平和。

●了解体能

练习瑜伽姿势之前，要了解你自己的体能有多大，这是非常重要的。瑜伽不是竞技，千万不要勉强自己做一些自身体能所不及的姿势或者过度的运动，而造成身体损伤。

●循序渐进，掌握正确的方法

为取得瑜伽练习的成功，还必须掌握正确的方法。瑜伽是一种完善的健身体系，虽然并不是每一个人都能够完美无缺的做出所有的瑜伽姿势，但他们无疑可以毫无困难地掌握瑜伽练习的要领。瑜伽练习的每一步骤要谨慎从事，不可操之过急，练习过程中要配合呼吸，动作要尽量舒缓，要保持整体动作的平衡。

●练习时间

清晨、早饭之前、傍晚都是练习瑜伽的最佳时间。其他时间也可练习，但要保证空腹或完全消化以后进行练习。大体上是饭后三到四小时，喝入流质食物或饮料可在半个小时后练习，练习后1小时进食比较科学；在

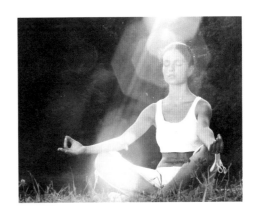

练习瑜伽后至少过15分钟再沐浴。不同时间要练习不同的内容，例如早晨多练习体位法，中午多练习庞达，晚上多练习冥想等等。争取每天都在同一个时间练习。

●练习时的着装

练习瑜伽时宜穿舒适宽松的服装，一般最好是赤脚，如果觉得太冷，可以穿棉质的短袜。

●辅助设施

练习瑜伽不需要什么特殊的设施，你可以买条垫子；如果有地毯，铺条大毛巾就可以了。垫子要有支撑性，太软或太硬都不好，千万不能让脚下打滑。在室内练习，需要的是一个开阔的空间，没有家具妨碍。室内要有舒适的温度，没有外来干扰。

●慎做某些姿势

做上体往下倒立的姿势时，高血压、低血压患者，或头部受过外伤的人、眩晕病人、心衰患者不要做，经期妇女也不要做，以免头部充血而发生危险。

经络瑜伽的功效与作用

经络瑜伽可针对不同体形、不同部位进行强化锻炼，如刺激肺经、大肠经，能改善下半身肥胖；刺激心经、小肠经，能收缩腹部；刺激胃经、脾经，能美化上半身曲线。再结合瑜伽呼吸法、冥想法练习，能增强体质，提高免疫力，让身心减压、放松，消除精神的紧张、抑郁，使人保持年轻、平和、安宁的心态。

●延年益寿

说做瑜伽能够让人长寿，可能有人会觉得有点夸张，但是经络瑜伽确实有这种效果。因为经络瑜伽可以影响脑部垂体，作用于内部器官。做经络瑜伽时，有一种倒立体位，可促使地心引力将血液引至头部，从而改善血液循环和神经传送。很多人到了一定年龄，会出现血液和神经都凝滞难行的状况，通过这种瑜伽，使气血得以疏通，并且改善脑部内的垂体神经系统，产生"回春"的效果。

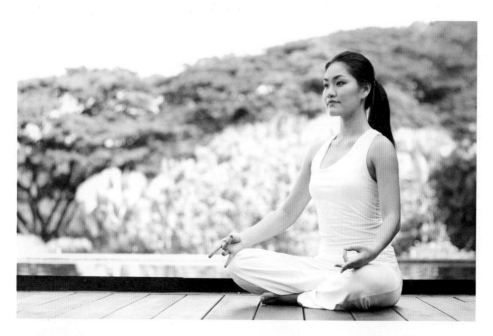

●黑发美容

做经络瑜伽，每日倒立数分钟可以让我们抵抗地心引力的作用，使面部肌肉不至松弛，面部皱纹减少。因为倒立时的血液向头皮内发囊的流量增加，使其弹性增加，头发得到了更多的营养，从而生发乌发。

●改善心智，增强体魄

做瑜伽不但能改善人们的心智和情绪，还能够改善人们的视力和听力，并且改善脑内的椎体神经系统。经络瑜伽能够增加对疾病的抵抗力，经常练习可以塑造出一副健壮的体魄，使免疫力增强，身体更健康。

拉筋的好处你都知道吗？

与众多压腿、武术、舞蹈等具有拉筋功效的动作相比，拉筋的适用面更为广泛，更容易普及，而且拉筋时间和强度可自己掌握，不易拉伤，安全指数较高。而与其他中医外治法相比，拉筋简单易学，不需要严格的辅助工具，拉筋凳能广泛普及，并能让任何人借此生动地体会中医和经络的原理、疗效，是中医历史上的一大进步。此外，现代人的各种亚健康状态可以通过拉筋的方式来改善，减少不适症状的发生。不过以下拉筋的这些好处你都知道吗？

1   扩大活动范围

通过对身体某个部位的伸展，可以拉长这一部位的肌肉长度，因此能降低肌肉张力并扩大拉伸部位的正常活动范围。身体部位的活动范围一旦扩大，四肢肌肉和肌腱就不会像之前一样随便受伤。身体部位活动范围扩大后，拉伸部位会感觉更舒服，活动更自如，肌肉和肌腱拉伤的概率会变小。

2   增加肌力

"做太多伸展运动会丧失肌力，关节也会不稳定。"其实这种想法是不正确的。增加肌肉长度，就能增加肌肉自如收缩的距离。换句话说，拉筋伸展可以增加肌力，运动能力会因此变强，身体的动态平衡力会变得更好，控制肌肉能力也会得到改善。

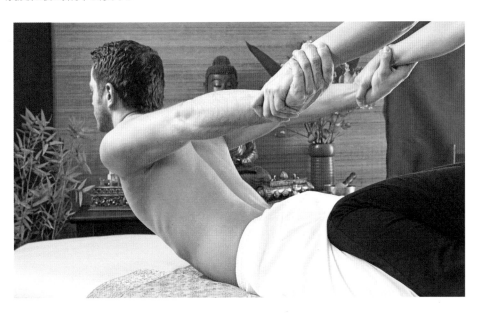

3 减轻运动后的肌肉酸痛

大家应该有这样的经历，很久没有运动，第一次去健身或运动后，隔天会觉得肌肉很紧绷、酸痛、僵硬，往往连下楼梯都有困难。剧烈运动后的这种肌肉酸痛，通常称为"运动后肌肉酸痛"，这种酸痛是由于肌肉组织的细微破裂（肌纤维内的微小组织破裂），血液中的乳酸等废物堆积的后果。拉筋伸展可作为有效的缓和运动，通过延展肌纤维，促进血液循环及排除废物来减轻酸痛。

4 减轻疲劳

疲劳是每个人都有的问题，特别是有运动习惯的人群。疲劳会降低我们的体能及智力活动水平。持续做拉筋伸展可以增加柔软度，进而减轻负责运作的肌肉（主动肌）所承受的压力，达到预防疲劳的效果。

5 治病诊病

拉筋不仅能促进睡眠，还能增强机体免疫水平，促进全身气血循环，普遍改善各种慢性病症状，如高血压、糖尿病、心脏病、气喘、肾病、肝病、肩周炎、失眠、心情烦躁、气血循环不良、新陈代谢变缓等。拉筋时不仅能治疗一些病症，还能诊断某些疾病。如拉筋时膝痛而不直，则定有筋缩症，肝主筋筋缩则说明肝经不畅，相应地脾胃也不太好，因肝属木，脾属土，木克土。如果胯部、腘窝痛，说明膀胱经堵塞，腰有问题。膀胱与肾互为表里，共同主水，膀胱经不畅者肾经也易不通畅，浮肿、肥胖、尿频、糖尿病等皆与此相关。

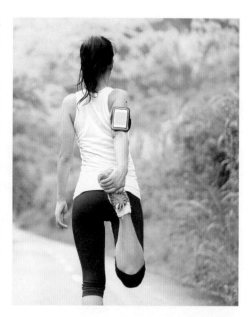

6 　加强肾功能

拉筋可打通背部的督脉和膀胱经，督脉是诸阳之会，元气的通道，此脉通则肾功能增强，而肾乃先天之本，精气源泉，人的精力、性能力旺盛都仰赖于肾功能的强大。

7 　提高身体代谢能力

拉筋时身体伸展会使基础代谢的效率提升，还能帮助淋巴循环增强，有效消除水肿，使身体线条变得更柔美。

8 　疏通十二经脉

十二经脉的走向与十二经络相同，故筋缩处经络也不通，不通则痛。这是因为在拉筋时，人体的胯部、大腿内侧、腘窝等处会产生疼痛感，这是筋缩的症状，则相应的经络不畅。而通过拉筋，可使僵硬的部位变得柔软，增强人体柔韧性，腰、膝、四肢及全身各处的痛、麻、胀等症状因此减缓或消除，重回"骨正筋柔，气血自流"的健康状态。

在现实生活中，很多人往往是身体出现不适症状时，才会寻求缓解疼痛或是治疗的方法，此时遭受了长时间的痛苦不说，在治疗过程中有时还会产生新的疼痛。因此，正确的做法是在平时没事时就主动拉筋防病。

说到主动拉筋，自然就有被动拉筋。被动拉筋是指患者需要在医师或他人的协助下进行的拉筋行为。专业医师手法娴熟，可帮助患者拉过痛点，且拉筋到位的速度较主动拉筋快，效果也较为显著。但是在被动拉筋时，患者的心理压力较大，时常因过分恐惧而导致肌肉紧张，影响拉筋的效果，而且一些患者可能忍受不了拉筋时突如其来的剧痛而要求停止拉筋，甚至令一些胆小怕痛的患者自此对拉筋产生恐惧感、排斥感。因此，为避免治疗时对拉筋产生的恐惧感和实现防病保健的目的，与其在生病后被动拉筋，不如平时我们自己多进行主动拉筋。

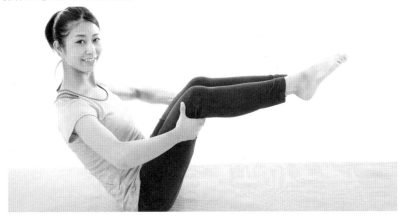

拉筋的常见问题及注意事项

任何的治疗或保健方法或多或少都有一些细节需要我们加以注意，这样才能达到更好的效果。拉筋时也要注意一些小细节，以免因小失大，不仅没有达到健康目的，反而损害了自己的身体。下面这些拉筋常见的问题就要多注意了：

●拉筋前做点热身小运动

我们都知道在进行跑步、游泳等运动前要进行热身，以舒活筋骨，增加身体的柔韧性，减少运动中对身体的意外损伤概率。在做拉筋前也需要进行一些热身运动，如小跑、甩甩手脚、左右转动身体等，目的在于使体温增加，使肌肉与肌腱处在备战的状态，从而提高拉筋的成效，减少因不当拉筋导致意外受伤的机会。

●运动前后都要拉筋

多数情况下，人们只记得运动之前要拉筋，而当运动后身体疲倦时，只想着休息，却忽略了运动后的拉筋。在运动之后，虽然肌肉酸痛，可是仍然需再缓和地做一次拉筋，如此可使肌肉纤维重新调整，使疲劳缓解的速度加快，再进行下一次运动时肌肉的条件也会更好。

●拉筋时再痛也要注意呼吸

对于刚刚开始拉筋的人来说，在拉筋时出现疼痛的现象较为常见，但要注意忍耐，注意调整呼吸，不要暂停呼吸，应该缓慢及深深地呼吸。因为暂停呼吸或屏气呼吸的行为容易使负氧状况增加，导致拉筋动作不协调，从而提高了拉筋受伤的概率。

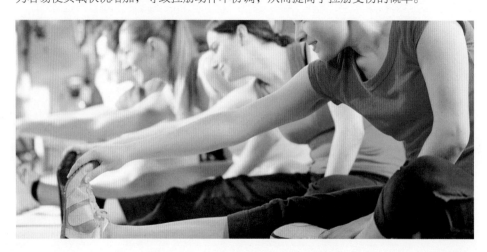

●别只针对一个肌肉群拉筋

有些人拉筋时只喜欢拉手筋，或是只做拉脚筋的运动，这样就会导致只有一个肌肉群运动，可能影响人体结构的平衡。对于同一动作，常由许多肌肉共同组成相同功能的群体，才能协同完成。这些肌肉，多位于不同的解剖位置，可能就需要靠不同的拉筋动作，才能——地伸展到。除了协同肌，方向作用相反的拮抗肌也必须对等地拉筋。如果拉筋时遗漏了某个协同肌，某一些极限动作便可能完不成而受伤。如果拮抗肌没有得到相应的伸展，则在肌肉强烈收缩时会失去平衡，也会使之受伤。

●拉筋时要学会使用巧劲

拉筋的目的之一，是利用肌肉肌腱的弹性及延伸，刺激肌肉梭神经及肌腱感受小体的神经讯息，而逐渐地增加伸展的潜力及忍受力。因此，无论是律动式的拉筋或固定式的拉筋，拉筋的动作都要缓慢而温和，千万不可猛压或急压，尤其忌讳在拉平常拉压不到的筋时，一些人为求速成而猛烈地急压，或让别人施加外力帮忙，容易因用力不当，拉伤肌腱，对人体造成伤害。

●疲劳状态下不要拉筋

有的人喜欢在疲劳时拉筋，认为这样能够舒筋活络，有助于恢复精神。其实不然，拉筋时会消耗体力，如果在疲劳状态下拉筋，容易使疲惫不堪的身体"雪上加霜"，不仅不能恢复精神，反而可能导致肌肉拉伤。

●拉筋宜"酸"不宜痛

拉筋是一个循序渐进的过程，不能使猛力拉筋，以免拉伤肌腱。人们拉筋的程度以感觉有点"张力"或"酸"为宜，绝对不能一下子就到"痛"的程度。拉筋时产生"张力"或"酸"的感觉，是肌肉感觉神经元正确地反映出拉筋的成效，但一下拉筋到"痛"的感觉，便十分接近受伤的程度了，此时如果再继续拉筋，就可能造成关节和肌肉活动范围过大，容易导致自身的伤病。

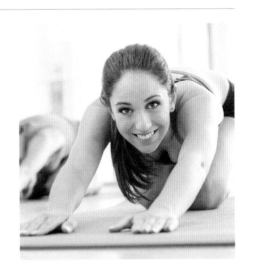

要拉好筋就要多懂些技巧

正如前面拉筋常见问题中所述，运动前后都要拉筋，这是不可怠惰的，一定要安排出时间拉筋以伸展紧绷或僵硬的身体部位，愈是热衷于运动和体能锻炼的人，就愈要花时间和精力在拉筋上。我们应该在什么时候拉筋？如何选择最适合自己的拉筋方法呢？

●选对拉筋方法

就热身运动来说，选择动态式拉筋最有效果。而就缓和运动而言，静态及被动式拉筋伸展最适合。如果要增加肌肉和关节活动范围，建议做单一肌群主动伸展。

●随时都可以拉筋

拉筋是任何时候都能进行的运动。拉筋伸展运动是放松自己和舒缓日常生活压力的好方法，看电视时拉拉筋，能合理利用时间。一开始可以先原地快走或慢跑五分钟，然后坐在电视机前的地板上开始练几个拉筋动作。如果日后要参加体育比赛，就要非常注意自己的身体状态，让身体保持良好的体能状态，进而慢慢达到巅峰状态是非常重要的事。参赛者的身体柔软度应在比赛之前达到最佳状态。很多人都是在进行竞技性运动时，因为急剧激烈的动作而受伤。因此，在比赛前务必要好好拉筋。

●每个拉筋动作要保持多久？

这是争议性最大，也最众说纷纭的一个问题。有些人会说保持10秒就够了。其实10秒只够肌肉放松并开始延展，要对柔软度有帮助，至少每个拉筋动作要保持20～30秒才可以。拉筋要做得深入，必须视个人是否有经常运动的习惯或从事的运动类型而定。对于想增进健康及体能的人而言，每个动作只要保持20秒就够了。然而，对于从事激烈竞技性运动的人，每个动作至少必须保持30秒，然后延长到1分钟以上。

●每个拉筋动作要重复多少次？

每个肌群需要做多少次拉筋动作，这也必须视个人是否有经常运动的习惯或从事的运动类型而定。比如说，初学者应该伸展每个肌群2～3次。如果是从事激烈竞技性运动的人，就必须每个肌群伸展3～5次。

●每次拉筋的时间要多长？

初学者每次练习时间5~10分钟就够了，但专业运动员就可能要长达2个小时。若是介于初学者及运动员之间的人，可依自己程度调整时间长短。进行拉筋伸展时要有耐心，没有人能够在两三星期内就柔软度大增，所以不要期待拉筋会带来奇迹般的效果。有些肌群需要至少三个月的密集拉筋才能见到成效，所以拉筋要持之以恒。

●拉筋应从身体的哪个部位开始？

没有资料显示拉筋必须依循哪些特定的步骤。一般建议从坐姿式的拉筋入手，因为采取坐姿练习，受伤概率会较小，等身体适应后，再接着练习站姿式拉筋。最简易的做法是从脚踝开始拉筋，然后往上进行到头部，或是反方向进行也可以。只要能伸展到所有主要肌群及作用相反的肌群，采用哪种方式都可以。

●拉筋时要保持正确的姿势

在进行拉筋伸展时，姿势会影响到伸展运动的整体效果。不良的姿势和不正确的做法可能会造成肌肉受力不均，导致肌肉失衡，而使身体受伤。如此一来，花时间拉筋反而未蒙其利，先受其害，这便有些得不偿失了。相反，正确的姿势，则能让目标肌群得到最好的伸展。

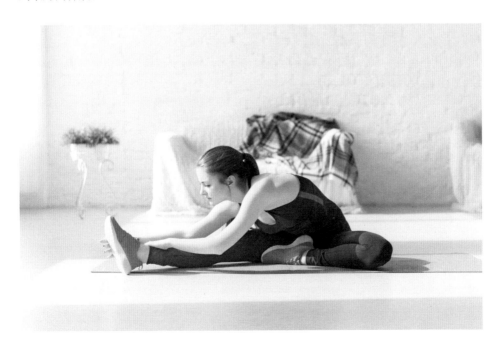

生活中常见的 9 种筋缩现象

在中医古籍中，筋症被分为筋断、筋走、筋弛、筋强、筋挛、筋萎、筋胀、筋翻及筋缩等。筋是中医的旧称，西医统称为肌腱、韧带、腱膜等；缩，有收缩和痉挛的意思。简单来说，筋缩就是筋的缩短，因而令活动受限。

在我们的日常生活中常会出现以下筋缩现象：

1　脖子动不了

当人们发现自己做出低头、摇头或扭头等动作有困难时，这大多是筋缩导致颈部肌肉紧痛，此时应多做做拉颈筋的动作。

2　转身困难

许多从事办公室工作的上班族往往会发现自己转身困难，这是因为他们长时间在办公桌前保持固定姿势，导致身体僵硬而出现筋缩。

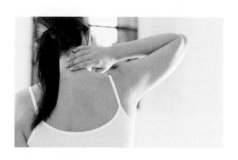

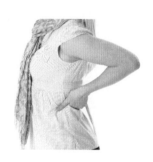

3　弯不下腰

要检验自己有没有筋缩症状，可以试试看自己能不能弯下腰来。一般来说，筋缩症患者常常感觉腰背疼痛，弯腰拾物有困难。

4　手不能伸屈

生活中的很多事常会用到手，如果手不能伸屈，会给生活带来极大的不便。在平时的生活中要注意多拉手筋。

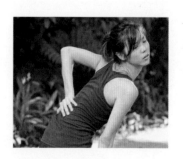

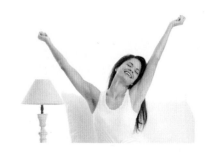

5　蹲不下来

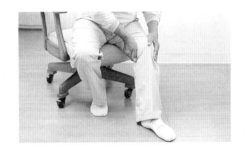

不能下蹲的筋缩症状往往出现在老年人身上，但随着现代生活中运动的逐步减少，一些缺乏运动的"宅男"、"宅女"身上也会出现不能下蹲的筋缩症状。

6　腿抬不起来

有些人能一步跨过好几个台阶，而有些人却连上一个台阶都困难，抬不起腿来，这就是筋缩的症状，平时应多注意拉腿筋。

7　密步行走

生活中有不少人小碎步行走，这可能是因为筋缩导致步伐开展不大，只能小步行走。此时就要多拉腿筋。

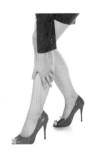

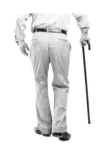

8　腿横跨不了

要想知道自己有没有筋缩，不妨试着蹲蹲马步，如果发现腿不能横跨，即两腿张不开，这就说明你筋缩了，需适当拉筋恢复身体柔韧性。

9　长短腿

有些人天生就一条腿长、一条腿短，即"长短腿"，然而有些人是因为筋缩导致"长短腿"，不得不一瘸一拐地走路。此类人宜注意拉筋锻炼，以改善"长短腿"症状。

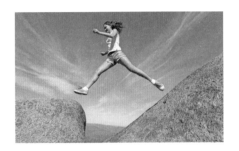

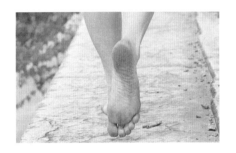

小心！爱运动的人也会筋缩

我们常常会看到一些运动员为了挑战生理极限，做出剧烈的运动，因此时常发生肌腱拉伤的事情。因此，多数人认为经常运动难免会拉伤肌腱，但却不可能筋缩。其实这是一种错误的观念。即使一个人几十年来经常进行体育锻炼，他也还是有可能会出现筋缩症状。这是为什么呢？

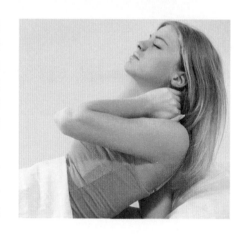

这些爱运动的人要找到筋缩的原因，首先要问自己3个问题：运动前是否先做热身运动？如何做的热身运动？是否认真做了拉筋舒展运动？

对于这些经常运动的人来说，他们会认为自己筋骨活络，因而常忽视了运动前的热身运动，只是随便活动手脚，挥挥手臂，几分钟便了事。更有甚者，运动前根本不做热身运动。这样根本达不到舒活筋骨、增加身体的柔韧性、减少运动中对身体的意外损伤概率的效果。长期如此，即使是长年运动，体内的筋得不到有效的拉伸，便会出现筋缩的症状。因此，在做热身运动时要尽量激活全身肌肉，避免进行单调重复的热身运动，而使某些部位频繁运动，却导致其他部位不能平衡。

当人体筋缩后，可能导致如腰背痛、腿痛及麻痹等症状，严重者还会导致长短脚。如果你发现一些人的站立姿势很特别：屈膝，屈髋，胸部微微向前倾，臀部则微微向后，不能站直，走路时步伐无法开展，这就是典型的筋缩症状。

人体筋缩时常会出现以下症状：

1. 颈紧痛

2. 腰强直痛

3. 不能弯腰

4. 背紧痛

5. 腿痛及麻痹

6. 不能蹲下

7. 长短脚

8. 脚跟出现放射性牵引痛

9. 步伐开展不大，密步行走

10. 髋关节的韧带有拉紧的感觉

11. 大腿既不能抬举也不能横展

12. 转身不灵活

13. 肌肉收缩或萎缩

14. 手不能伸屈

15. 手、脚、肘、膝时有胀、麻、痛感，活动不顺

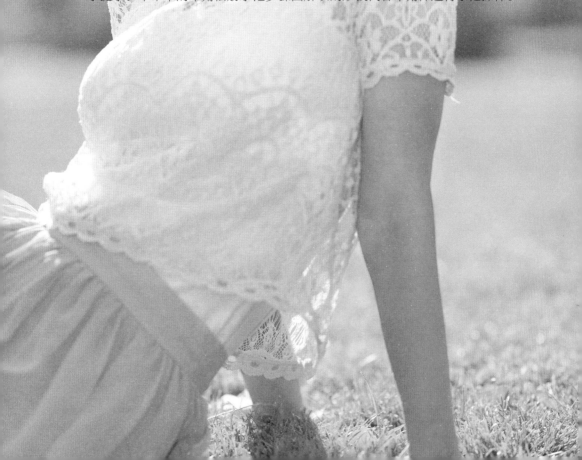

第二章

妙用牛角松筋术，
告别亚健康状态

　　头痛、失眠、消化不良等这些亚健康症状常常让你苦不堪言吗？怕吃药，去养生馆又破费又不放心，那就不妨自己学习些简单的保健法来为健康保驾护航。中医学中的保健方法众多，但牛角松筋术可谓是最自然、无不良反应的一种保健方法。其操作工具之简便，小小一只牛角棒，经济又实用，而牛角对于人体的功效在中医古药典籍上均有记载。走进本章，学些简单的牛角松筋术，为自己和家人加一道抵御疾病的盾牌。

　　小提示：本章中的牛角松筋示范步骤图解以刮痧板代替牛角棒进行示范操作。

空调病

　　长时间在空调环境下工作学习的人，因空气不流通、环境不佳，容易滋生致病微生物，且室内外温差较大，机体适应不良，易出现鼻塞、头昏、打喷嚏、乏力、记忆力减退等症状。一般表现为疲乏无力、四肢肌肉关节酸痛、头痛、腰痛，严重者可引起口眼歪斜，这类现象在现代医学上称之为"空调综合征"或"空调病"。

　　牛角松筋术能加强血液循环，改善空调病引起的手脚冰冷症状，促进新陈代谢，提高身体调节温度的能力。此外，加上辅助的按摩手法能增强牛角松筋术的功效。

●穴位定位

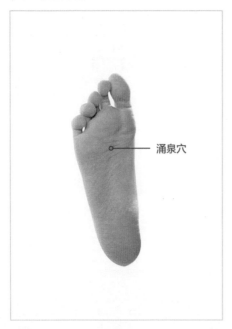

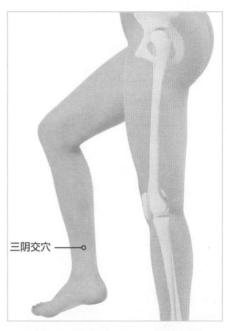

涌泉：位于足底部，约当足底二、三趾趾缝纹头与足跟连线的前 1/3 与后 2/3 交点上。

三阴交：位于小腿内侧，当足内踝尖上 3 寸，胫骨内侧缘后方。

●松筋步骤示范

Step 1.

脚掌朝上，一手持牛角棒对涌泉划拨
3分钟，可逐渐加力。

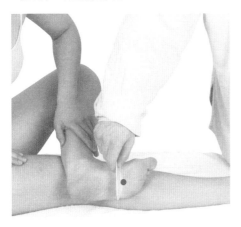

Step 2.

从脚跟往脚趾方向，分上、中、下半
段3个脚底板区域划拨，重复20次。

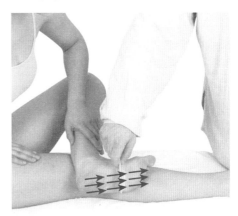

Step 3.

以脚跟为中心，沿着脚掌两侧往脚趾
方向划拨，重复20次。

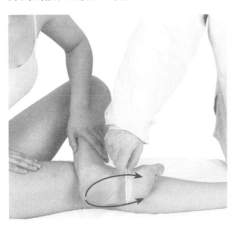

Step 4.

由脚跟沿着小腿方向划拨，对三阴交
穴加强划拨，重复20次。

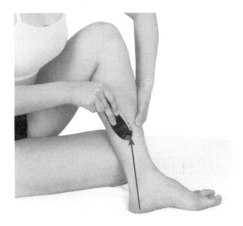

头痛

　　头痛是临床常见的自觉症状，可单独出现，也可见于多种疾病的发展过程中。疼痛形式多种多样，常见的有胀痛、闷痛、撕裂样痛、电击样疼痛、针刺样痛，部分伴有血管搏动感及头部紧箍感，以及恶心、呕吐、头晕等症状。头痛的种类很多，外感头痛、颈源性头痛、偏头痛、内伤头痛比较适合用推拿手法治疗。

　　头痛除了用推拿按摩的方法来治疗外，用牛角松筋术来治疗也是一种不错的选择。牛角松筋术能放松僵紧的头部肌肉，畅通头部经络，活血化瘀，改善头颈部的血液循环，令头脑清醒，有轻松感。

●穴位定位

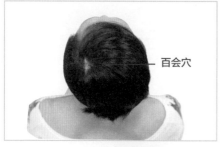

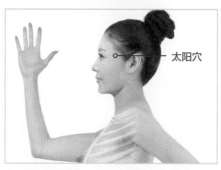

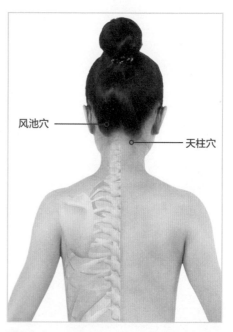

百会： 位于头部，当前发际正中直上5寸，或两耳尖连线的中点处。

太阳： 位于颞部，当眉梢与目外眦之间，向后约一横指的凹陷处。

风池： 位于项部，当枕骨之下，与风府相平，胸锁乳突肌与斜方肌上端凹陷处。

天柱： 位于项部，大筋外缘之后发际凹陷中，约当后发际正中旁开1.3寸。

●松筋步骤示范

Step 1.

从两侧额角太阳沿着头侧往下划拨至耳后，再到头部。

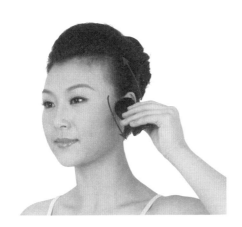

Step 2.

以牛角棒推顶后脑枕骨及枕骨下缘天柱、风池，至酸痛感减轻为止。

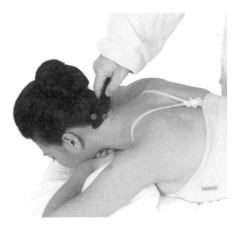

Step 3.

沿头部督脉线，放松划拨至百会，再分同等比例呈放射状，逐一划拨至百会。

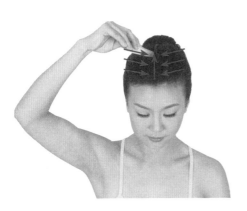

Step 4.

从后发际线往头顶方向划拨，力度不可太深太重。

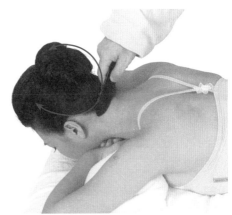

心悸

　　心悸是指病人自觉心中悸动、惊惕不安，甚则不能自主的一种病症。多因体虚劳倦、情志内伤、外邪侵袭等导致心神失宁而发病。心悸常伴有气短、胸闷、失眠、健忘、眩晕、耳鸣、喘促等症状。心悸多为阵发性，每因情志波动或劳累过度而发作，不发作时可无明显症状。

　　牛角松筋术能促进经络畅通，改善气血循环，养血和营、理气开胸，有效改善胸闷、气短、健忘、失眠等症状。

●穴位定位

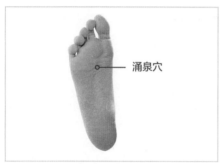

涌泉穴

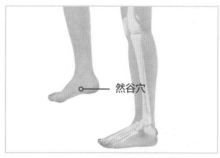

然谷穴

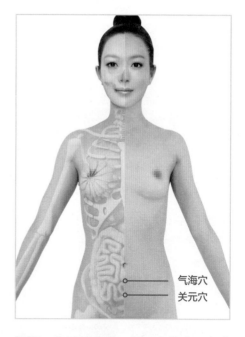

气海穴
关元穴

涌泉：位于足底部，约当足底二、三趾趾缝纹头与足跟连线的前1/3与后2/3交点上。

然谷：位于足内侧，足舟骨粗隆下方，赤白肉际处。

气海：位于下腹部，前正中线上，当脐中下 1.5 寸。

关元：位于下腹部，前正中线上，当脐中下 3 寸。

●松筋步骤示范

Step 1.

以双手拇指搓揉脚底涌泉至脚心微热，再对相同位置点拨 1 分钟。

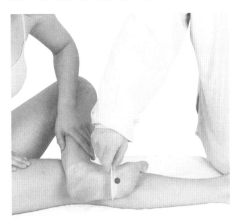

Step 2.

对脚内侧然谷加强点拨 1 分钟。

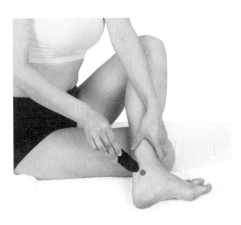

Step 3.

从脚跟往脚趾方向，分上、中、下 3 个脚底板区划拨，重复 20 次。

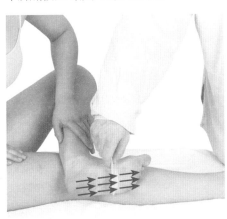

Step 4.

从肚脐垂直向下划拨到下腹部气海、关元，重复 20 次。

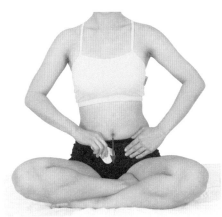

失眠

失眠是以经常不能获得正常睡眠为特征的一类病症，常影响人们的正常工作、生活、学习和健康。主要症状表现为睡眠时间、深度不足，轻者入睡困难或睡而不酣，时睡时醒，或醒后不能再入睡；重则彻夜不能入睡。本症多见于神经衰弱、贫血等疾病。

牛角松筋术能疏通经络，促进气血循环，帮助放松全身肌肉，宁心安神、镇静催眠，使失眠者能快速安睡，在睡眠过程中不易被惊醒，保证良好的睡眠质量。

●穴位定位

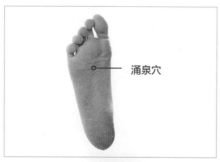

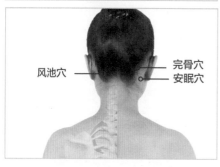

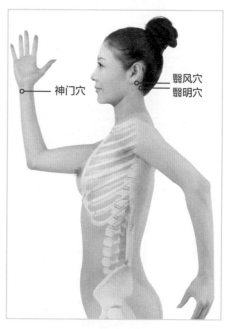

涌泉： 位于足底部，约当足底二、三趾趾缝纹头与足跟连线的前 1/3 与后 2/3 交点上。

风池： 位于项部，当枕骨之下，与风府相平，胸锁乳突肌与斜方肌上端凹陷处。

完骨： 位于头部，当耳后乳突的后下方凹陷处。

安眠： 位于翳风与风池连线的中点。

神门： 位于腕侧部，腕掌侧横纹尺侧端，尺侧腕屈肌腱的桡侧凹陷处。

翳风： 位于耳垂后方，当乳突与下颌角之间的凹陷处。

翳明： 位于项部，当翳风后 1 寸。

● 松筋步骤示范

Step 1.

对脚底涌泉加强划拨 3 分钟，力度可稍微加强。

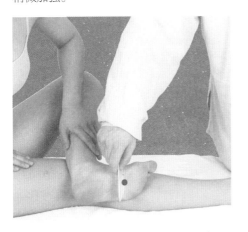

Step 2.

手持工具对手腕神门处划拨，重复 20 次。再换手重复相同动作 20 次。

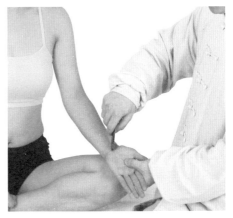

Step 3.

从风池往耳际下方完骨、安眠、翳明、翳风划拨至下颌骨，重复 20 次。

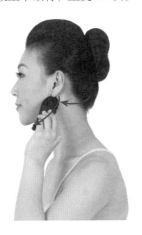

Step 4.

对头顶中央加强划拨 1 分钟。

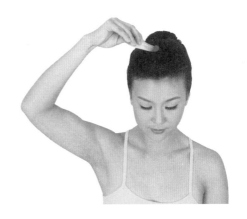

消化不良

消化不良是指具有上腹痛、上腹胀、嗳气、食欲不振、恶心、呕吐等不适症状，经检查排除引起上述症状的器质性疾病的一组临床综合征，是由胃动力障碍所引起的疾病。长期消化不良易导致肠内平衡被打乱，出现腹泻、便秘、腹痛和胃癌等。所以消化不良者平常要注意饮食，不宜食用油腻、辛辣、刺激的食物。

在上腹局部进行牛角松筋术能促进肠胃蠕动，增强腹部代谢，活络消化系统，唤醒胃肠道功能，消除嗳气、腹胀、恶心等不适症状。

●穴位定位

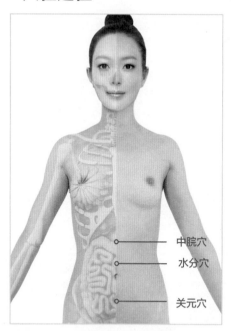

中脘穴
水分穴
关元穴

足三里穴

中脘： 位于上腹部，前正中线上，当脐中上4寸。

水分： 位于上腹部，前正中线上，当脐中上1寸。

关元： 位于下腹部，前正中线上，当脐中下3寸。

足三里： 位于小腿前外侧，当犊鼻下3寸，距胫骨前缘一横指（中指）。

●松筋步骤示范

Step 1.

从上腹部中脘穴垂直向下划拨至肚脐下方水分、关元，重复20次。

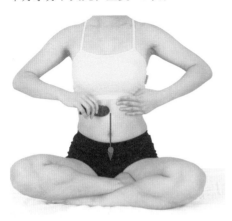

Step 2.

用牛角棒顶住中脘往下压。再分别往腹部两侧划拨至侧腹部，重复20次。

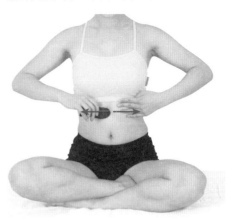

Step 3.

对足三里加强松筋后，沿着胫骨外侧向下划拨至脚趾出去，重复20次。

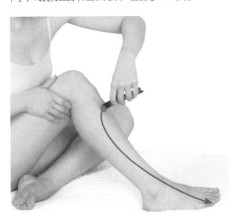

Step 4.

用牛角棒从膝盖下缘沿着胫骨及胫骨外侧往下划拨，顺气至脚掌而出。

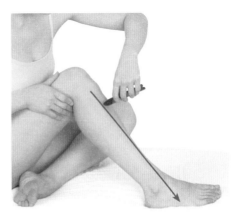

便秘

　　便秘是指大便秘结不通，排便间隔时间延长，或欲大便而粪便干燥艰涩难解的一种病症。现代医学认为，便秘的致病原因多是排便动力缺乏（如膈肌、腹肌等衰弱），肠道所受刺激不足（主要由于食物对大肠、直肠机械的或化学的刺激不足），肠黏膜应激力减弱（各种肠黏膜的病变，如痢疾等）。中医则认为，便秘的病因多为热性病后或过食辛辣而致燥伤肠液；肺燥、肺热下虚等造成的胃肠运化、升降和传导功能失常。

　　牛角松筋术能调理胃肠功能，理气健脾、补益元气，促进胃肠蠕动，通肠排毒，从而解决便秘问题。

●穴位定位

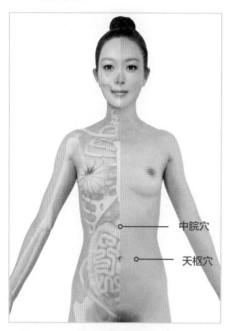

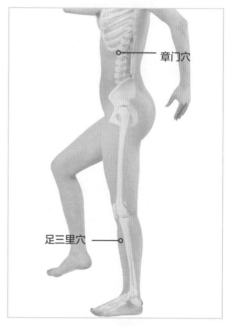

中脘：位于上腹部，前正中线上，当脐中上 4 寸。

天枢：位于腹中部，距脐中 2 寸。

章门：位于侧腹部，当第十一肋游离端的下方。

足三里：位于小腿前外侧，当犊鼻下 3 寸，距胫骨前缘一横指（中指）。

●松筋步骤示范

Step 1.

从胸骨柄下缘沿腹中线划拨至肚脐，中脘重点加强，重复 20 次。

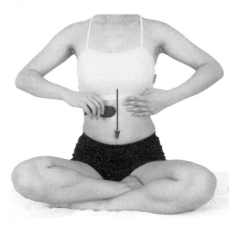

Step 2.

从肚脐两侧的天枢划拨至侧腹，重复 20 次。

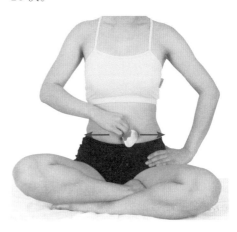

Step 3.

从胸骨柄下缘划八字行斜下至腹部章门，重复 20 次。

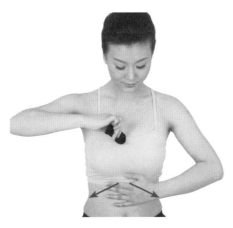

Step 4.

双手置于腹部，以肚脐为中心，顺时针摩动 30 次，再逆时针摩动 30 次。

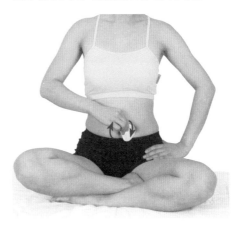

抑郁症

　　抑郁症是由于情志不舒、气机郁滞所致，以心情抑郁、情绪不宁、胸部满闷、胁肋胀痛、易怒喜哭，或咽中如有异物梗阻等为主要临床表现的一类病症。抑郁的主要病因为肝失疏泄、脾失健运、心失所养。虽然与肝、脾、心三个脏腑皆有相关，但各有侧重。肝气郁结多与气、血、火相关，而食、湿、痰主要关系于脾，心则多表现为虚证，如心神失养、心血不足、心阴亏虚等，也有一些属于正虚邪实，虚实夹杂的证候。抑郁症初病在气，久病及血，故气滞血瘀的证候在临床上十分多见，抑郁症日久不愈，往往损及脾、肾，造成阳气不振、精神衰退证候。

　　牛角松筋术能调理气血，帮助神经松弛，缓和情绪，镇定心神，使肝经疏泄正常，气机得运，则气滞得以缓解、消除。

● 穴位定位

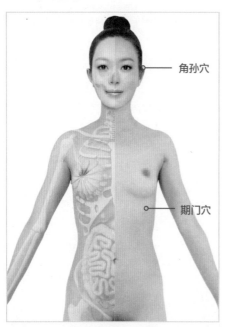

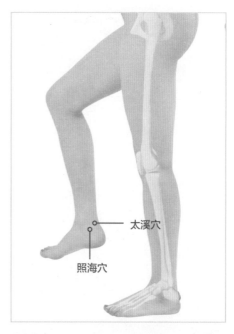

角孙：位于头部，折耳郭向前，当耳尖直上入发际处。

期门：位于胸部，当乳头直下，第六肋间隙，前正中线旁开 4 寸。

太溪：位于足内侧，内踝后方，当内踝尖与跟腱之间凹陷处。

照海：位于足内侧，内踝尖下方凹陷处。

●松筋步骤示范

Step 1.

用牛角棒分别对肋骨下方期门斜行划拨至侧腹部，至感觉微发热。

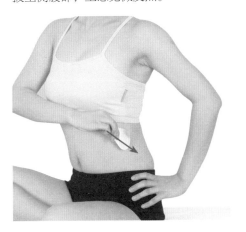

Step 2.

对脚心加强点拨，至脚底有温热感，再换脚重复相同动作 20 次。

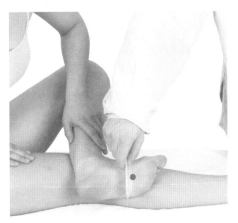

Step 3.

划拨脚心及脚踝内侧太溪 1 分钟。再从脚心划拨到脚踝内侧附近。

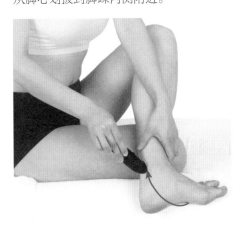

Step 4.

从脚踝太溪往脚跟方向划拨照海 1 圈。

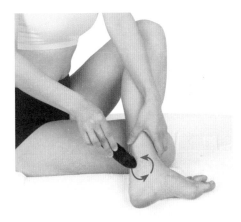

Step 5.

沿着头部两侧耳朵边缘角孙穴从上而下划拨 20 次。

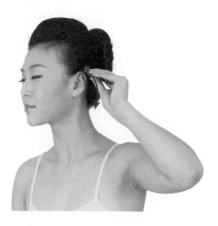

Step 6.

以齿梳沿着前发际边缘朝同一方向以两短一长的频率梳 20 次。

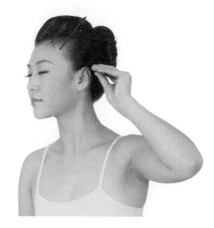

Step 7.

对后脑枕骨上缘位置及枕骨下缘进行划拨。

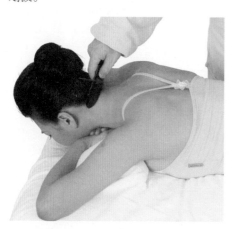

Step 8.

从前发际线正中沿着头顶中线向后划拨，经百会穴时着重加力。

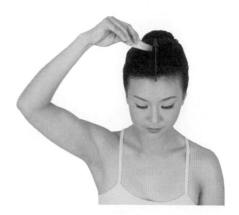

第三章

别样美颜塑形方，
尽在牛角松筋术

随着年岁的增长，每个人都会出现不同程度与容颜、身材相关的问题，如皮肤暗沉、长斑、眼角皱纹、面部水肿、小肚腩、大象腿等，这些其实是人体内脏功能失常退化，进而导致内脏经络穴位处发生气阻，深层筋肉产生筋结，从而使身体肌肤呈现出各种问题。因此，我们要正视自己身体出现的问题，用牛角松筋术守住你的颜值和曲线。

小提示：本章中的牛角松筋示范步骤图解以刮痧板代替牛角棒进行示范操作。

皮肤美白

俗话说"一白遮百丑"，因此，每个爱美的女性都渴望拥有白皙的肌肤。然而夏日艳阳毒辣，即使减少外出、努力防晒，还是挡不住无所不在的紫外线侵袭。想要彻底解决肌肤暗沉，延续美白，除了防晒之外，日常的松筋保养也很重要。

牛角松筋术可以帮助肌肤改善根本的气血循环，加速肌肤代谢和排毒能力，维持肌肤水润感，恢复肌肤光泽度和弹性，唤回晶莹透白的肤感。

●穴位定位

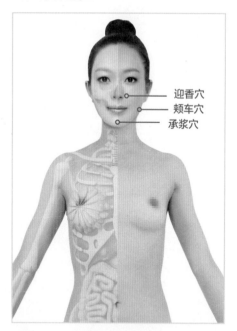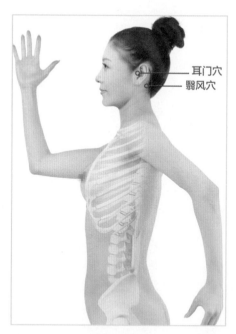

迎香： 位于鼻翼外缘中点旁，当鼻唇沟中。

颊车： 位于面颊部，下颌角前上方约一横指，当咀嚼时咬肌隆起，按之凹陷处。

承浆： 位于面部，当颏唇沟的正中凹陷处。

耳门： 位于耳屏上切迹前方，下颌骨髁状突后缘，张口有凹陷处。

翳风： 位于耳垂后方，当乳突与下颌角之间的凹陷处。

●步骤示范

Step 1.

对一侧耳前面颊部位的耳门从上而下，定点拨筋帮耳朵开穴。

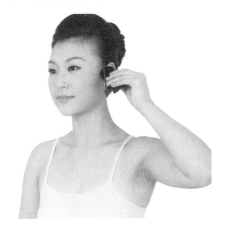

Step 2.

沿着鼻侧经迎香、嘴角划拨至颊车，并对迎香、颊车加强力度。

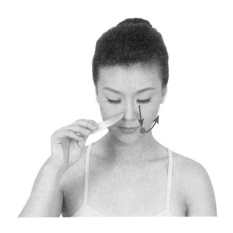

Step 3.

分别从内眼角、迎香，往嘴角、承浆，经颊车，往翳风及耳前做大面积的划拨。

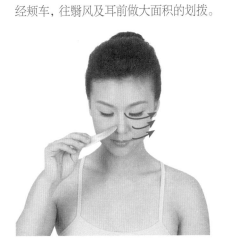

Step 4.

用牛角棒由内而外、由下而上地顺着面颊肌理进行拉提划拨。

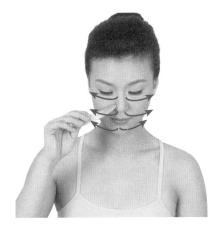

光滑美肤

　　皮肤在健康正常的状态下会不断地进行新陈代谢，淘汰掉衰老死亡堆积的细胞，使皮肤看起来光滑柔细。然而随着老死的角质细胞慢慢堆积，角质层细胞的天然保湿因子及皮脂分泌减少，面临失去弹性的问题。

　　牛角松筋术能促进皮肤新陈代谢，加强肌肤活化能力，消除气阻和筋结，活化肌力，恢复肌肤光彩，让脸色更红润，皮肤更光滑细腻。

●穴位定位

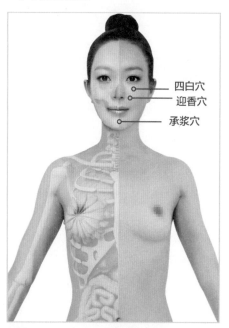

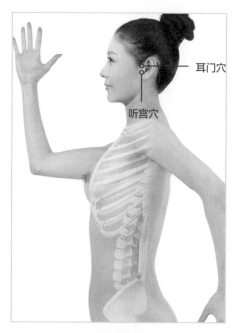

四白： 位于面部，瞳孔直下，当眶下孔凹陷处。

迎香： 位于鼻翼外缘中点旁，当鼻唇沟中。

承浆： 位于面部，当颏唇沟的正中凹陷处。

耳门： 位于耳屏上切迹前方，下颌骨髁状突后缘，张口有凹陷处。

听宫： 位于面部，耳屏前，下颌骨髁突的后方，张口时呈凹陷处。

●步骤示范

Step 1.

从内眼角沿着眼睛下缘眼眶处及四白划拨到耳门，重复 20 次。

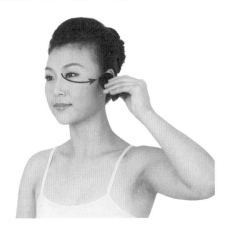

Step 2.

从鼻翼旁迎香划拨到耳旁听宫，重复 20 次。

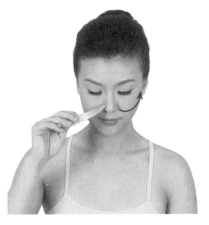

Step 3.

从下唇下方的承浆划拨到耳旁，重复 20 次。

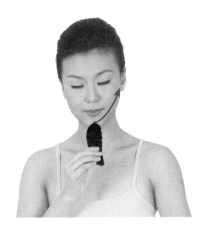

Step 4.

用牛角棒沿鼻侧由内而外划拨到耳前发际线时停住 3 秒，重复 20 次。

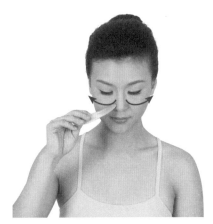

祛斑

　　当经络气血无法上达头面部，或脏腑功能失调时，脸部皮肤就会老化并产生皱纹、暗沉、斑点等，严重者甚至还会出现偏头痛、颈部肿胀僵硬及严重气结、气阻问题。只要改善脸部气血循环，就能让肌肤获得充足的养分供应，斑点就能淡化甚至消失。

　　牛角松筋术能加强面部新陈代谢，活血化瘀，淡化色素沉着，延缓肌肤老化，消除面部斑点。

●穴位定位

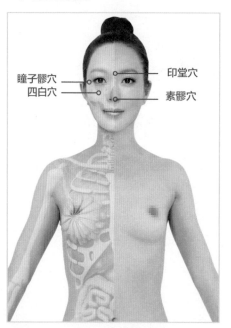

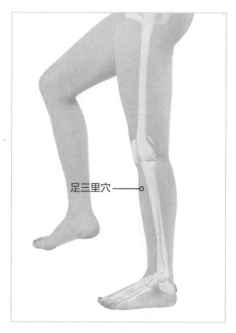

印堂：位于额部，当两眉头之中间。

素髎：位于面部，当鼻尖的正中央。

瞳子髎：位于面部，目外眦旁，当眶外侧缘处。

四白：位于面部，瞳孔直下，当眶下孔凹陷处。

足三里：位于小腿前外侧，当犊鼻下3寸，距胫骨前缘一横指（中指）。

●步骤示范

Step 1.

自眉间印堂顺着鼻梁往鼻尖素髎划拨，重复 20 次。

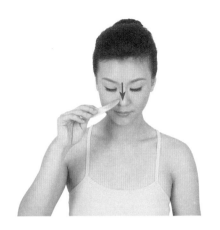

Step 2.

从内眼角顺着眼眶下缘四白划拨至眼尾，重复 20 次。

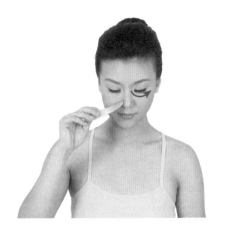

Step 3.

自眼尾往上螺旋拨至瞳子髎、眉尾，并对外眼角、眉尾做定点圆拨。

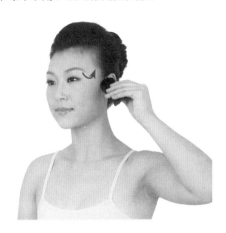

Step 4.

对足三里划拨 1 分钟，再沿着胫骨外侧向下划拨至脚踝，重复 20 次。

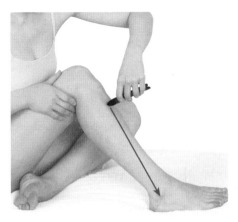

淡化眼周细纹

　　五官及皮肤的状态皆是内脏的反射，随着年龄的增长，每个人多少都会因为体质或内脏因素而呈现不同的老化现象。有些人额头满布皱纹，有些人眼角或嘴角皱纹明显增多，这是内脏功能失常、退化导致相关经络出现气阻、深层筋肉产生筋结，造成肌肤肿胀僵硬及肌肉凹陷虚弱、弹性不足，在与内脏相对应的脸部及皮肤也会出现斑、痘、皱纹、脸颊削瘦、脸胖肿胀、松垮浮肿等症状。

　　牛角松筋术能促进脸部血液及淋巴循环，消除脸部浮肿，增进肌肤的紧实度，预防脸部纹路提早产生。

●穴位定位

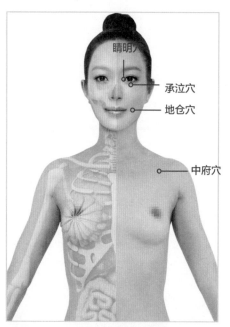

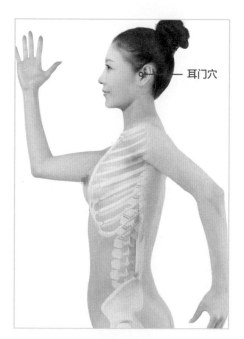

睛明： 位于面部，目内眦角稍上方凹陷处。

承泣： 位于面部，瞳孔直下，当眼球与眶下缘之间。

地仓： 位于面部，口角外侧，上直对瞳孔。

中府： 位于胸前壁的外上方，云门下1寸，平第一肋间隙，距前正中线6寸。

耳门： 位于耳屏上切迹前方，下颌骨髁状突后缘，张口有凹陷处。

●松筋步骤示范

Step 1.

分别从眉心、眉峰、眉尾，向上划拨至前额发际。

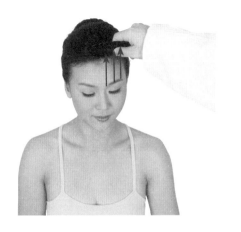

Step 2.

对一侧耳门从上而下，以定点拨筋方式帮耳朵开穴。

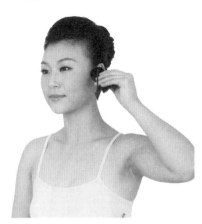

Step 3.

从睛明经承泣螺旋拨至耳门；鼻旁经颧髎螺旋拨至耳旁；地仓经颊车螺旋拨至耳旁。

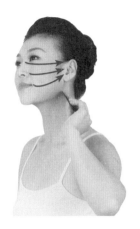

Step 4.

由耳后沿颈部肌肉向下划拨到锁骨下方中府，重复 20 次。

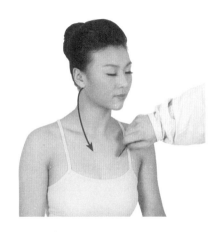

水润双唇

　　随着年龄增长，嘴唇也变得越来越容易干燥，许多女性会不断喝水或涂抹唇膏，企图维持嘴唇的水润感，但还是无法完全消除唇部死皮，唇纹也越来越深。想要保持唇形丰润饱满、没有皱纹，简单的补水或擦护唇膏当然不够，通过松筋按摩可以促进血液循环，达到真正的滋润效果。

　　牛角松筋术能促进嘴唇局部血液循环，消除暗沉唇色，抚平唇部细纹，保持唇形丰润饱满。

●穴位定位

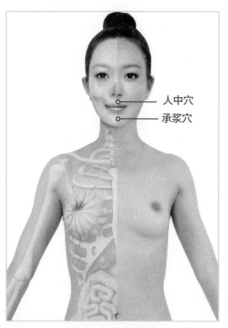

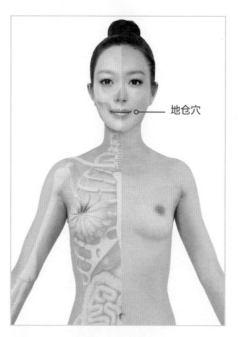

人中： 位于面部，当人中沟的上 1/3 与中 1/3 交点处。

承浆： 位于面部，当颏唇沟的正中凹陷处。

地仓： 位于面部，口角外侧，上直对瞳孔。

●松筋步骤示范

Step 1.

从上下唇的中间，沿着唇线，由内而外地螺旋拨至嘴角。

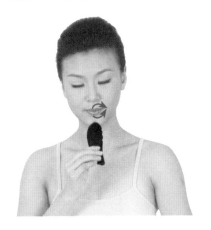

Step 2.

对上唇的尖端、人中、地仓、承浆划拨1分钟。

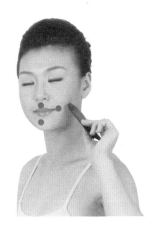

Step 3.

从上下唇的中间，在嘴唇上，由内而外、向上螺旋拨至嘴角。

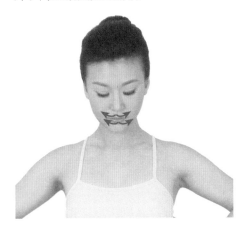

Step 4.

以指腹按摩唇部及嘴唇周围的肌肉，再带至两颊及两边颈肩而出。

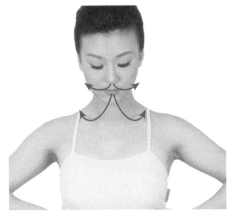

乌黑秀发

　　遗传、压力、紫外线、熬夜及甲状腺疾病、营养失衡、白化病等都可能导致头发变白，而饮食均衡、睡眠充足、减轻压力、适时补充维生素都是预防白发的良方。不少有白发困扰的人经常染发或看到白发就拔，但拔掉后长出来的仍是白发。因此不建议拔白发，最好从生活中改善白发问题，若需染发则选择好的天然染剂，染发时染剂不要碰触头皮，以免过敏。

　　牛角松筋术能促进头部血液循环，改善头发脱落，减轻白发生成，促进头发新生，改善发质，令头发乌黑光泽。

●穴位定位

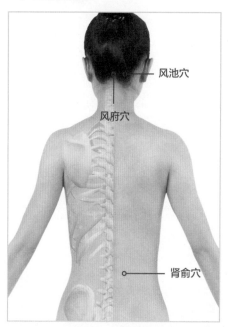

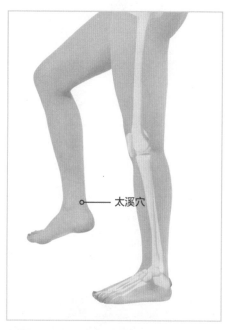

风府：位于项部，当后发际正中直上1寸，枕外隆凸直下，两侧斜方肌之间凹陷中。

风池：位于项部，枕骨之下，与风府相平，胸锁乳突肌与斜方肌上端间凹陷处。

肾俞：位于腰部，当第二腰椎棘突下，旁开1.5寸。

太溪：位于足内侧，内踝后方，当内踝尖与跟腱之间凹陷处。

●松筋步骤示范

Step 1.

从前发际顺着头顶、风府向后脑划拨到发际线下方，重复 20 次。

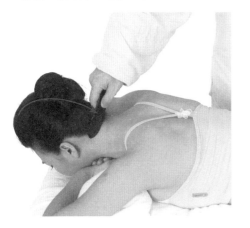

Step 2.

从头顶每间隔 2 指处往后脑发际线划拨，并沿着风池及其两侧往上推顶。

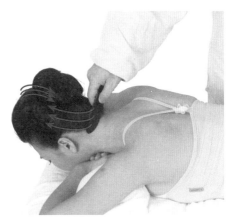

Step 3.

用牛角棒对肾俞加强划拨，重复 20 次。

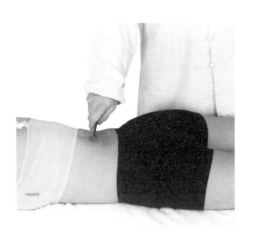

Step 4.

对太溪加强划拨后，再垂直划拨至脚心并对此处多划拨几下，重复 20 次。

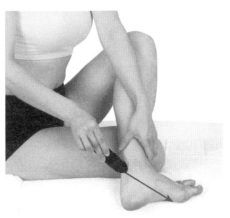

V 型小脸

　　随着年龄的增加，脸部皮肤难免会越来越松弛，加上长时间惯用一侧咀嚼，或习惯嚼口香糖，或喜欢吃坚硬的食物等行为都会让脸变得越来越方，失去立体感。因此需要帮助松弛的肌肉再度紧致，并消除过度发达的咀嚼肌，拉出下巴的曲线，让脸部线条柔顺，就能恢复昔日的小脸蛋了。

　　牛角松筋术能促进脸部排出多余水分和新旧废物，紧致脸部肌肉，消除脸部水肿。

●穴位定位

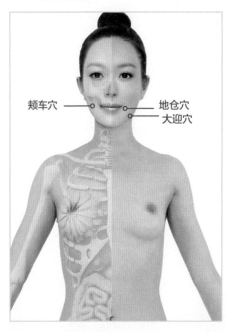

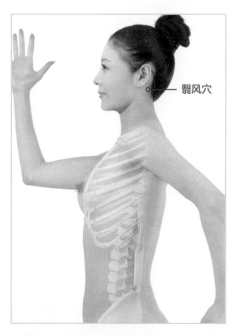

翳风：位于耳垂后方，当乳突与下颌角之间的凹陷处。

大迎：位于下颌角前方，咬肌附着部前缘，当面动脉搏动处。

地仓：位于面部，口角外侧，上直对瞳孔。

颊车：位于面颊部，下颌角前上方约一横指（中指），当咀嚼时咬肌隆起，按之凹陷处。

● 松筋步骤示范

Step 1.

用牛角棒对耳前从上而下，以定点划拨方式帮耳朵开穴。

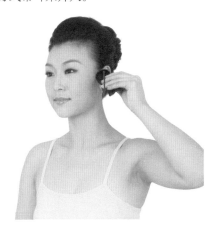

Step 2.

从翳风沿着胸锁乳突肌向下划拨到锁骨上方，重复 20 次。

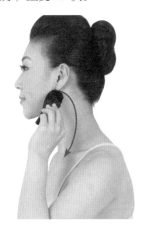

Step 3.

自地仓沿着脸颊向外划拨到大迎、颊车；鼻翼旁划拨到下颌骨、耳前。

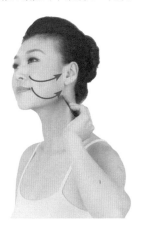

Step 4.

从下巴中线沿着一侧下颌骨划拨至耳际，重复 3 次。

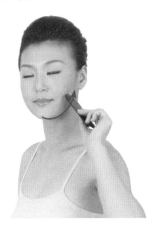

迷人胸部

　　丰满的胸部是女性曲线美的重要组成部分，女性的乳房以丰盈而有弹性、两侧对称、大小适中为健美。乳房过小受多种因素影响，首先与激素缺乏有关，生长激素、胰岛素等是乳腺发育不可缺少的成分；其次乳房大小还受种族、遗传和体质等因素的影响。对于单纯发育不良者，可以通过药物、饮食、按摩、锻炼、丰胸整形手术等矫治。

　　牛角松筋术通过调节各脏腑功能，使得气机通畅、水谷精微运化有序，胸部得到充足的营养，促使胸部再次发育，从而达到丰胸的目的。

●穴位定位

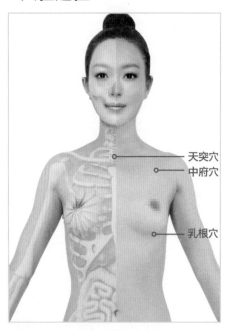

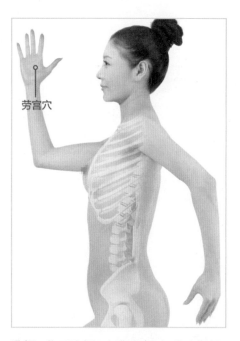

天突：位于颈部，当前正中线上，胸骨上窝中央。

中府：位于胸前壁的外上方，云门下1寸，平第一肋间隙，距前正中线6寸。

乳根：位于胸部，当乳头直下，乳房根部，第五肋间隙，距前正中线4寸。

劳宫：位于手掌心，当第二、第三掌骨之间偏于第三掌骨，握拳屈指时中指尖处。

●松筋步骤示范

Step 1.

从天突由上而下，来回划拨胸骨，重复20次。

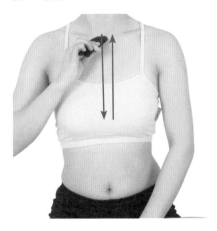

Step 2.

锁骨下缘以胸骨柄、胸骨体为界线基准，沿每一肋间隙做划拨手法。

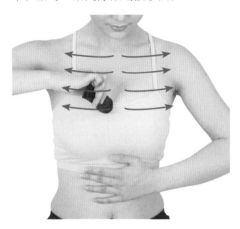

Step 3.

自锁骨下中府，划拨至丰胸要穴——乳根，重复20次。

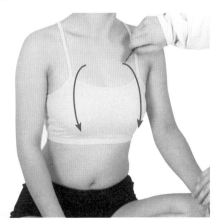

Step 4.

在每一手指筋膜间隙与掌面处进行划拨，对劳宫加强划拨。

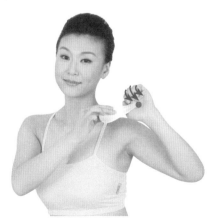

纤细腰腹

　　腰腹部的赘肉时常令女性烦恼。其实腰腹部是人体大部分经络循行的部位，由于腰腹部缺乏运动，常会造成腰腹部经络的堵塞。腰腹部松筋是很好地疏通腰腹部经络的方法，经络畅通，腰腹部的赘肉也就很容易减下来了。

　　牛角松筋术有助于疏通经络，使气血运行通畅，从而更好地代谢废物，排泄体内毒素，进而达到瘦身减肥的效果。

●穴位定位

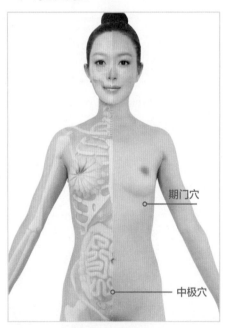

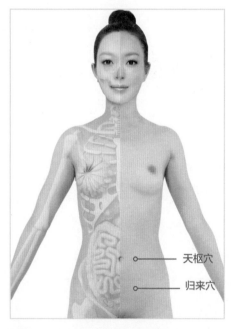

期门：位于胸部，当乳头直下，第六肋间隙，前正中线旁开4寸。

中极：位于下腹部，前正中线上，当脐中下4寸。

天枢：位于腹中部，距脐中2寸。

归来：位于下腹部，当脐中下4寸，距前正中线2寸。

●松筋步骤示范

Step 1.

先自胸部沿任脉线划拨至中极，重复 20 次。

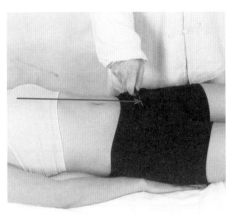

Step 2.

从乳根沿胃经线经天枢划拨至归来，重复 20 次。

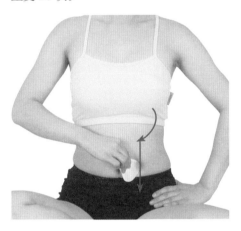

Step 3.

从脐旁两侧沿脾经线由上而下划拨至腹股沟，重复 20 次。

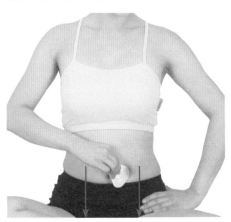

Step 4.

肋骨下缘与肋间隙轻划拨，期门处加强划拨。

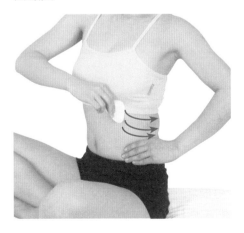

丰润翘臀

　　每个女人都希望拥有丰润翘臀。然而生活中，许多人因跌倒受伤而使骶椎、尾骨变形；或者家庭遗传与家人共同的生活习惯，使得骨盆和臀形呈现不同形态，如骨盆前倾、骨盆后倾、腰部过度前弯、腰部过度后弯等，有的骶椎部位平陷或骶椎部位过度隆起。这种组织结构不平衡，给肌肉、神经、血液、内脏功能带来压力，造成各种酸麻胀痛，或引起内脏功能失常，同时也造成了臀部曲线的不美观。

　　针对不良生活习惯造成的臀部曲线不美观，可以通过牛角松筋开穴，以减轻肌肉僵硬紧缩，活血通络，使神经传导正常，打造丰润翘臀。

●穴位定位

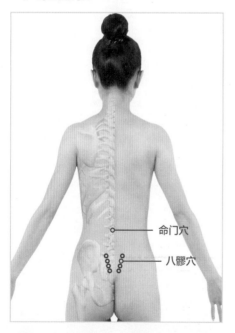

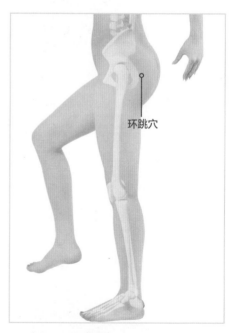

八髎： 位于腰骶孔处，实为上髎、次髎、中髎、下髎，左右共八个，分别在第一、二、三、四骶后孔中。

命门： 位于腰部，当后正中线上，第二

腰椎棘突下凹陷中。

环跳： 位于股外侧部，侧卧屈股，当股骨大转子最凸点与骶管裂孔连线的外 1/3 与中 1/3 交点处。

●松筋步骤示范

Step 1.

在腰骶三角区上进行大范围划拨来舒缓松筋，在八髎加强点拨开穴。

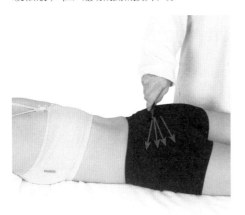

Step 2.

沿两侧髂骨上缘反复划拨松筋20次。

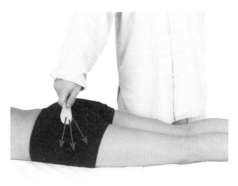

Step 3.

从命门沿膀胱经左右对称的两条路线，分别划拨松筋至臀横纹。

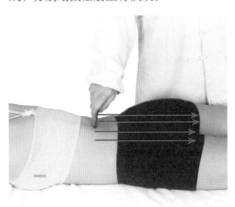

Step 4.

臀外侧肌群可加强划拨松筋至两髋骨外围处，在环跳加强松筋开穴。

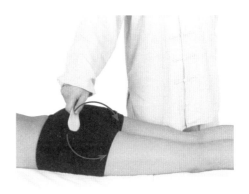

修长美腿

爱美是女人的天性，而好的身材是体现女性美的标志之一。很多女性的身材还不错，但是却被一双"萝卜腿"给掩盖了。修长的双腿能体现身材高挑，所以瘦腿成为了女性的必修课程之一。

人们通常会使用指压按摩手法等来疏通腿部经络，其实针对腿部经络的牛角松筋术更具优势。牛角松筋术能完整的运用松筋点、线、面手法特色，畅通经络，使僵硬的肌肉进行重整康复，使肌肉内滞留的水分、囤积的脂肪得以代谢，消除赘肉，进而雕塑曲线、美化双腿。

●穴位定位

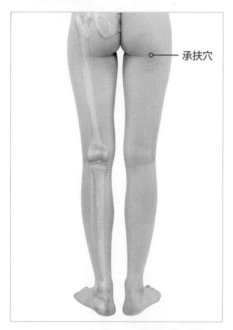

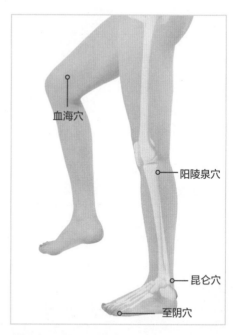

承扶： 位于大腿后面，臀下横纹的中点。

血海： 屈膝，位于大腿内侧，髌底内侧端上2寸，当股四头肌内侧头的隆起处。

阳陵泉： 位于小腿外侧，腓骨头前下方凹陷处。

昆仑： 位于外踝后方，当外踝尖与跟腱之间的凹陷处。

至阴： 位于足小趾末节外侧，距趾甲角0.1寸（指寸）。

●松筋步骤示范

Step 1.

从承扶由上而下划拨至脚踝，在承扶加强手法。

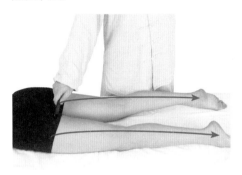

Step 2.

用双爪牛角划拨昆仑与小趾外侧筋膜，松筋至至阴。

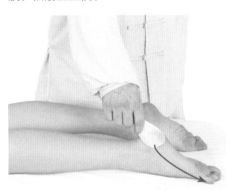

Step 3.

从大腿外侧划拨松筋至足趾，在阳陵泉加强开穴。

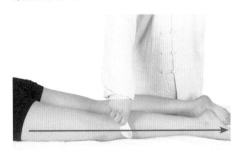

Step 4.

由足外踝划拨松筋至膝部外侧，在昆仑加强开穴。

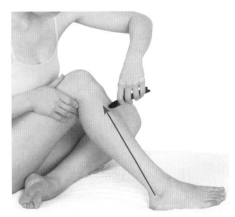

Step 5.

由足内踝沿脾经路径划拨上行至阴陵泉、血海，加强开穴。

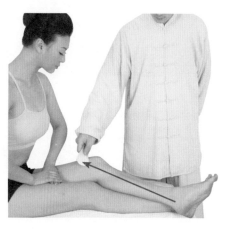

Step 6.

由足趾沿胫骨内侧面上行划拨至阴陵泉，并在阴陵泉加强开穴。

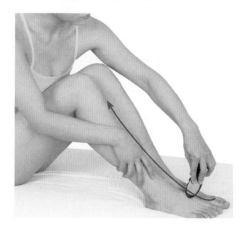

Step 7.

由脚心上行划拨至足内踝，小腿后侧肌腱内缘划拨松筋。

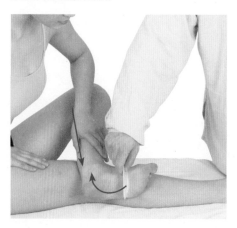

Step 8.

以牛角棒沿膝盖外围进行舒缓圆拨松筋，重复 20 次。

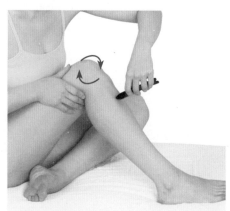

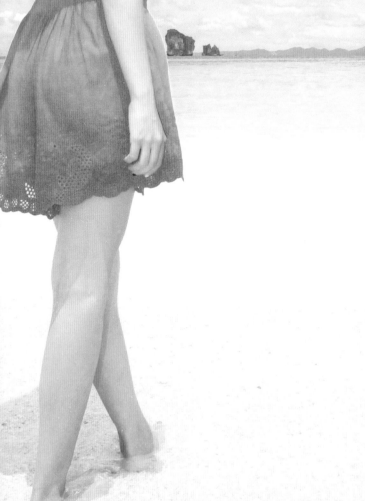

第四章

疼痛可轻可重，日常止痛拉拉筋

生活中的疼痛无处不在，小到肌肉酸痛，大到神经疼痛，一旦疼痛发作常令人痛苦不堪。对于生活中的一些常见病痛，不一定要求医问药，适当的拉筋放松，往往能起到意想不到的效果。一起翻开本章，学习并掌握正确的拉筋技巧和拉筋方法，让疼痛远离我们的生活。

颈椎病

颈椎病又称颈椎综合征，是由于颈部长期处于紧张的工作状态，劳累过度，形成劳损；或颈椎及其周围软组织发生病理改变，如颈椎骨质增生、椎间隙变窄、椎间盘突出等，使得颈部神经、血管或脊髓受到压迫、刺激而导致的一组复杂的症候群。颈椎病主要症状表现为关节韧带疲劳，头、颈、肩、背酸痛，颈项僵硬，活动受限。颈肩酸痛可放射至头枕部和上肢。严重者肩背部有沉重感，四肢无力，手指发麻，手握物不稳，行走时有踏棉花之感，可伴有恶心、呕吐等症状。

●颈椎病的分型

局部型颈椎病

症状：颈部剧烈疼痛，并放射到枕顶部或肩部，头部活动严重受限，患者为了缓解疼痛而常用手托住下颌。

交感型颈椎病

症状：头疼、恶心；视线模糊、眼睛干涩、眼窝有胀痛感；肢体怕冷发凉、局部多汗；头晕眼花、眼睑下垂、鼻塞等。

椎动脉型颈椎病

症状：位置型眩晕或猝倒；耳聋、耳鸣、出现视觉障碍；感觉异常、无力持物；严重者出现对侧肢体轻微瘫痪。

脊髓型颈椎病

症状：步态不稳、行走不便、走路时有轻飘飘的感觉；单侧或双侧下肢颤抖、乏力、麻木。

神经根型颈椎病

症状：肩、颈、背、上肢某一处出现持续性酸痛，并放射到手肘处，还会出现针刺或触电般疼痛；颈部及上肢出现运动障碍。

混合型颈椎病

两种或两种以上上述病症同时存在即为混合型颈椎病，它的症状复杂，体征不一。

●生活小保健

长时间伏案工作的人，首先在坐姿上应保持自然的端坐位，头略前倾，保证头、颈、胸的正常生理曲线不受影响。每当伏案一段时间后，应抬头向远处眺望1分钟左右。

●拉筋步骤示范

Step 1.

头向左右缓缓转动，幅度宜大不宜小，以感觉酸胀为度。

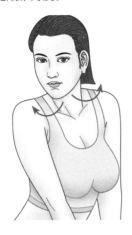

Step 2.

头先向前再向后拉伸，直到颈项不能再拉伸为止。重复做 30 次。

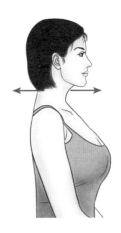

Step 3.

双手上举过头，掌心朝天，每次坚持5 秒以上。

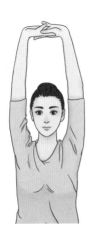

Step 4.

左手往后按住后颈部，右手握住左肘，同时头颈向后用力，每次互相抵抗5次。

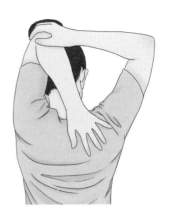

Step 5.

头部用力左旋，并尽力后仰，眼望左上方坚持5秒钟。复原后，再换对侧用力。

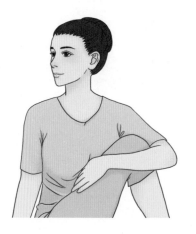

Step 6.

两手贴在大腿两侧，头旋向左侧时，上身往右侧转。复原后换另一侧操作。

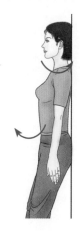

Step 7.

右手把头部压向左侧，再换手压向右侧，耳朵尽量靠近肩膀，肩膀保持不动。

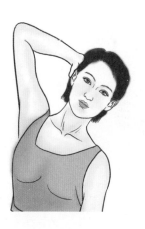

Step 8.

头部分别向左、右做画圈运动，每一个方向所画的圆圈都要达到极限，重复10次。

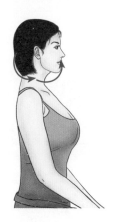

咀嚼肌疲劳

　　有时我们吃完干鱿鱼丝等偏硬、难以嚼碎的食物后，会觉得下巴疼痛或僵硬，这种现象大部分是咀嚼肌出了问题。咀嚼肌在反复使用的情况下，会出现肌肉疲劳，并紧缩酸痛。如果肌肉长期紧缩就会发生粘连，进而相互碰撞发出"喀"的声音，甚至颞颌关节盘也会出现问题，严重时还会引起头痛。有的人还会出现一处或多处咀嚼肌的局部持续疼痛，在耳部或耳前区钝痛，疼痛常放射到颞部、前额、眼部、下颌角、颈外侧或枕部，这便是咀嚼肌紊乱疾病。

　　咀嚼肌包括咬肌、颞肌、翼内肌和翼外肌，均左右成对分布于颞下颌关节周围，是上提下颌骨、使口闭合的一组头肌，参与咀嚼运动。咀嚼肌的疲劳或损伤常与外伤、微小创伤、精神紧张、寒冷刺激紧咬牙、夜磨牙等因素有关。开口过大或因牙科治疗等需长时间大张口，可导致咀嚼肌过度活动；不良修复或牙合垫过高使牙合间距离增大，可导致咀嚼肌过度伸展或拉长；无牙合患者牙槽骨明显吸收或双侧后牙缺失则可使咀嚼肌过度收缩，最后导致咀嚼肌疲劳。

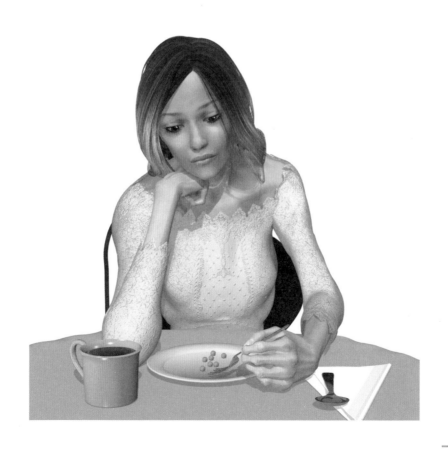

●步骤示范

Step 1.

用食指、中指、无名指指腹按摩咀嚼肌的前后部位，重复 10 次。

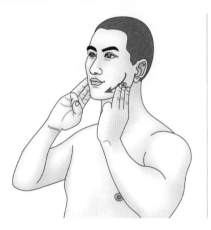

Step 2.

用双手沿颧骨下缘划至耳前部位，重复 10 次。

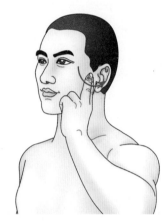

Step 3.

沿嘴角线按摩至耳垂部位，重复 10 次。

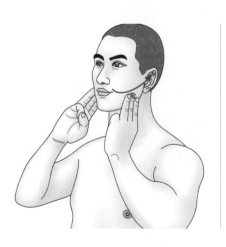

Step 4.

从下颚骨上缘按摩至耳下部位，重复 10 次。

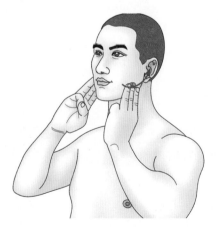

胸痛

　　胸痛是由于正气亏虚，饮食、情志、寒邪等所引起的以痰浊、瘀血、气滞、寒凝痹阻心脉，以膻中或左胸部发作性憋闷、疼痛为主要临床表现的一种病症。多由劳累、饱餐、寒冷及情绪激动而诱发，亦可无明显诱因或安静时发病。

　　胸痛可从以下三个方面来辨证：

●辨疼痛部位

　　疼痛局限于胸膺部位，多为气滞或血瘀；放射至肩背、咽喉、脘腹，甚至手臂、手指者，为痹阻较严重；胸痛彻背、背痛彻心者，多为寒凝心脉或阳气暴脱。

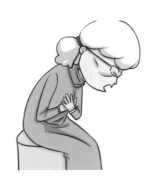

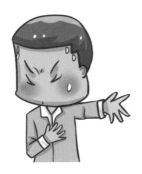

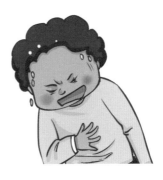

●辨疼痛性质

　　属寒者，疼痛如绞，遇寒则发，或得冷加剧；属热者，胸闷、灼痛，得热痛甚；属虚者，痛势较缓，其痛绵绵或隐隐作痛，喜揉喜按；属实者，痛势较剧，其痛如刺、如绞；属气滞者，闷重而痛轻；属血瘀者，痛如针刺，痛有定处。

●辨疼痛程度

　　疼痛持续时间短暂，瞬间即逝者多轻，持续不止者多重，若持续数小时甚至数日不休者常为重病或危候。若疼痛遇劳发作，休息或服药后能缓解者为顺证；若服药后难以缓解者常为危候。

　　出现胸痛时并不往往都与内科疾病有关，生活中有一种情况也会出现胸痛的症状，即不良姿势引起驼背而导致胸痛。这是因为身体往前驼背，导致前胸肌肉萎缩，肋骨和胸骨之间的关节互相碰撞，而产生疼痛。

●拉筋步骤示范

Step 1.

站直，双手交叉，弯曲手肘双手举到头顶，同时把双手和双肘往后推。

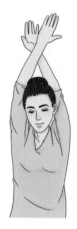

Step 2.

一手臂伸向后方与地面平行，搭在固定物上，再把肩膀和身体转离伸出的手臂。

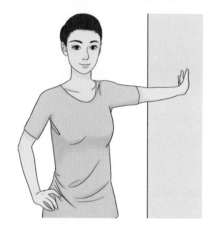

Step 3.

曲肘手臂与地面成直角，前臂贴紧在固定物上，然后把肩膀和身体转离伸出的手臂。

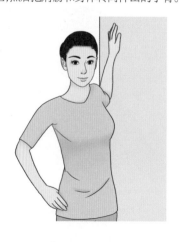

Step 4.

面向墙壁，双手置于墙面高过头部，慢慢放低肩膀，像要把下巴贴近地面一样。

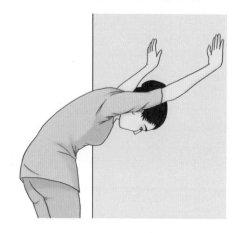

肩膀痛

日常生活中，许多老年人因为"肩周炎"的缘故备受肩痛的折磨，便造成了一种误解，以为肩痛就一定患上了肩周炎。其实不然，肩痛也可能是其他疾患所引起的。

●肩痛的常见原因

1.肩周炎：肩关节是人体关节中活动范围最大的关节，随着年龄的增长会发生退行性改变，加之肩关节在生活中活动比较频繁，故而易发生慢性劳损，发生肩周炎。肩周炎急性期，以肩关节疼痛为主要表现，常有日轻夜重的特点，同时伴有不同程度的关节功能障碍。在粘连期或恢复期，常影响日常生活。

2.肩部骨折：肩部骨折包括锁骨骨折及骨折不连接、肩胛骨骨折及骨折不连接、肱骨近端骨折及骨折不连接等。

3.肩关节脱位：肩关节脱位包括急性肩关节脱位、陈旧性肩关节脱位、复发性肩关节脱位、习惯性肩关节脱位、肩关节半脱位、肩锁关节脱位、胸锁关节脱位等。

4.肩袖伤病：肩袖伤病包括肩袖撞击综合征、肩袖完全或部分撕裂。

5.肩关节僵硬：肩关节僵硬包括原发性肩关节僵硬即冻结肩，以及继发性关节僵硬、创伤后肩关节僵硬。

6.肩部肌肉痉挛：造成肩部肌肉痉挛的原因有局部受凉、长期低头伏案工作或长期从事电脑操作坐姿不正确等，因长期保持某一种姿势，使肌肉一直处于紧张状态，所以很容易引起肩膀痉挛。

7.肌腱炎：肌腱炎包括钙化性肌腱炎、肱二头肌长头肌腱炎、肩袖肌腱炎等，以上均能引起肩痛。

8.颈椎病：颈椎病可引起肩部疼痛，最常见的是颈神经根压迫的症状，疼痛一般不太剧烈，可伴有肢体发麻、无力等，关节功能受限不明显，检查有颈椎骨质增生存在。

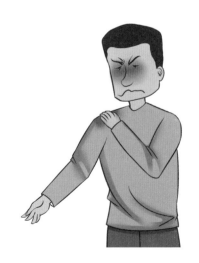

由此可见，引起肩部疼痛的病因是多方面的，如果疼痛经过简单的对症治疗后不见好转，且有不断加重的趋势，应当及时到医院诊治。

●肩周炎的自我诊断

1.患者年龄一般大于50岁，随着年

龄的增加，发病率也提高。

2.肩关节周围有明显的压痛点，一般无放射性疼痛。

3.患者做肩关节上举手（如梳头动作）和后伸（双手做背手动作）运动时，患侧肩部疼痛加重。与健康一侧的肩关节相比，患侧肩关节活动的幅度明显变小。做双上肢外展动作时，患侧上肢不能伸到水平，如果勉强将患侧上肢伸平到90°，身体会出现向健康一侧倾斜的现象。

4.肩关节可有肌肉萎缩现象，以三角肌萎缩最为明显。

●生活小保健

人身体的很多疾病都是一点一滴积累而成的，日常生活中的很多不良小习惯可能会影响我们的健康。肩部是我们日常活动最多的部位之一，只有好好保护，才能避免肩膀积劳成疾，使我们手臂灵活自如，从而更方便我们的生活。

床铺与肩部健康

古人云："睡侧而屈，觉正而伸。"在维持肩背健康方面，床铺也起着关键性的作用。如果床铺选择不当，会直接导致我们的肩背受损，引发各种疼痛和疾病。

1.床铺的长度

适宜的床铺长度是有要求的，要比就寝者的身高长20厘米以上才合适。床铺过短，睡觉时人就会总蜷缩着身体，脊柱和四肢都得不到舒展，不仅休息不好，还会影响肩背和腰椎的健康。

2.床垫的硬度

首先床垫不宜过软。有的人喜欢很软的床垫，觉得越软越健康，这是错误的。柔软的床垫刚躺上去，的确会让人觉得身体放松，能缓解疲劳，但是久而久之就会出现腰酸背痛、颈重肩累的现象，这是因为过软的床垫不能很好地保持人体的生理弯曲。最健康的床铺应该是在硬板床上铺上约7～9厘米的软垫，枕头高度以7～10厘米为宜。

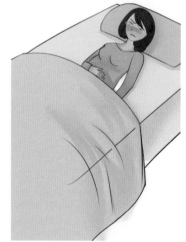

运动与肩部健康

肩膀痛的时候，很多人会在第一时间想到做运动。但是，不是所有运动都是对肩部有好处的，错误的运动方法，非但不能缓解肩膀痛，相反会带来反作用，使肩膀受伤。

●拉筋步骤示范

Step 1.

站直，一手臂横过胸前，与地面平行，然后用另一手肘把手臂往另一侧的肩膀拉近。

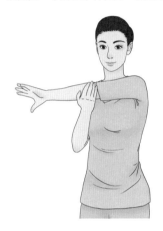

Step 2.

身体站直，双臂交叉环抱肩膀就像拥抱自己一样，然后把双肩往后挺。

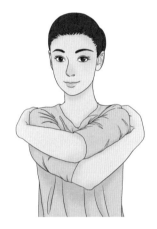

Step 3.

双臂于身前交叉，双手抓住膝盖后面，挺起上半身，直到上背部和肩膀觉得紧绷。

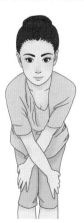

Step 4.

背对桌子或长椅站直，双手反向抓住桌子或椅子的边缘，慢慢往下蹲。

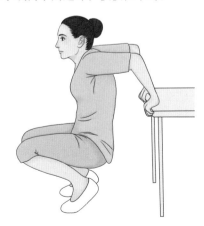

网球肘

网球肘又称为肱骨外上髁炎，为肘关节外侧前臂伸肌起点处肌腱发炎疼痛。网球肘发病较为缓慢，患者自觉肘后外侧酸痛，局部无红肿，肘关节伸屈不受影响，但用力抓握、提举重物等动作时疼痛加重，疼痛有时沿前臂向上或向下放射。患肢在屈肘、前臂旋后位时伸肌群处于松弛状态疼痛可缓解。严重者手臂旋转疼痛、无力、握力减弱、无法举高，手指伸直、伸腕或执筷动作时即可引起疼痛，如果过于严重，牙刷、筷子、汤匙都无法拿好。

●网球肘的病因及病理

网球肘发病的原因多包括：击网球时动作错误，网球拍大小不合适或网拍线张力不合适、高尔夫握杆或挥杆技术不正确等；手臂某些活动过多，如网球、羽毛球抽球、棒球投球；其他工作如刷油漆、划船、使锤子或螺丝刀等。

本病的发生多由于前臂长期反复的旋转活动，或一次剧烈过度旋转引起。亦可由于前臂在旋前位时，腕关节的反复背伸活动，肱骨外上髁附着处的伸腕肌腱过度受牵拉，而发生劳损或扭伤。其主要病理改变为：由于反复损伤，腱纤维的肱骨外上髁部发生撕裂、出血，形成骨膜下血肿，继而机化、骨化，产生肱骨外上髁骨质增生（多呈一锐边或结节状）。从病理组织切片检查，为透明样变性缺血，故又称缺血性炎症。有时伴有关节囊撕裂，关节滑膜因长期受肌肉的牵拉刺激，而增生变厚。当腕关节伸和前臂旋转时，滑膜可能被嵌入肱桡关节面之间，亦可发生肱桡韧带松弛、桡尺近端关节轻度分离，致桡骨小头脱位。这些病理上的变化，可引起肌肉痉挛、局部疼痛或沿伸腕肌向前臂放射性窜痛。

●高尔夫肘

与网球肘的病理相似的疾病为肱骨内上髁炎，又称前臂屈肌总腱损伤或尺侧屈腕肌损伤，即我们常说的"高尔夫肘"。高尔夫肘多因腕关节背伸、前臂半旋前位时，受到肘的外翻伤力，使紧张的屈腕肌群突然被动过牵，造成前臂屈肌总腱在肱骨内上髁附着处损伤；或经常用力作屈腕、屈指或前臂旋前动作时，屈腕肌和旋前圆肌反复紧张收缩，使肱骨内上髁附着处长期受牵拉，而发生疲劳性损伤。

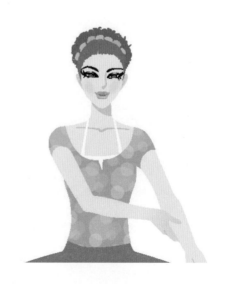

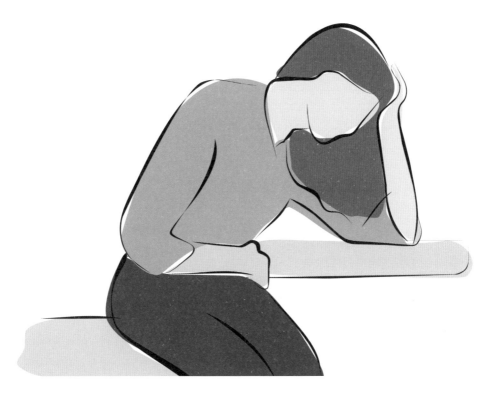

●生活小保健

1.从事反复伸屈肘关节工作的中老年人，应注意劳逸结合，适度进行有针对性的锻炼。

2.长期体力活动较少的人，应注意避免突然的肘部过度活动。

3.有网球肘病史的患者要防止肘部吹风、着凉，避免过劳，以免复发。

4.在进行体育锻炼时应注意，运动的强度要合理，不可使手臂过度疲劳。

5.每次活动后，要重视放松练习。最好是按摩手臂，使肌肉更加柔软不僵硬，保证手臂肌肉与收缩的协调性，减少"网球肘"的产生。

6.平时电脑打字、料理家务前，要充分做好热身运动，特别是手臂和手腕的内旋、外旋、背伸练习。

7.有效地使用弹力绷带和护肘，对慢性网球肘的伤情扩展是有帮助的。

8.网球初学者不应强迫自己使用过重的球拍，以免给手腕和肘关节造成过大的负担。

9.平时网球练习不应过频，频繁的练习会使肌肉和关节长期处于疲劳状态，增加网球肘的发病可能。

●拉筋步骤示范

Step 1.

四肢着地的跪姿，前臂朝前，手指朝后，然后慢慢地把身体往后移动。

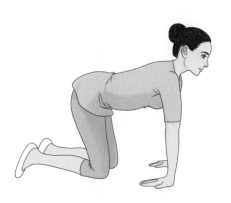

Step 2.

十指于胸前交扣，伸直手臂，然后把手掌往外推。

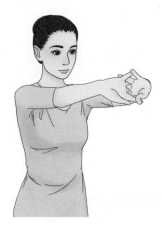

Step 3.

一手抓住另一手的手指，将手掌外翻，伸直手臂，然后把手指往后拉。

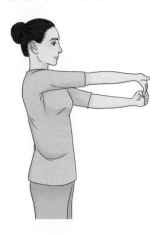

Step 4.

手臂伸直与地面平行，把手腕往下转再往外翻转，另一手帮助手腕往上翻转。

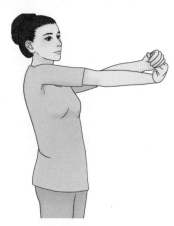

背部酸痛

　　背痛，虽不如颈痛、腰痛那样多发，但也是一种常见的病痛，在所有的慢性疼痛病患中，腰酸背痛的病患占了最高的比例。约30%～40%的人在某一时期患有背痛，有80%～90%的人在某个时候经历过背痛。不同性别和不同年龄的人都可能患病，但背痛在中年人中最为常见。

　　那些不爱运动而体质虚弱的上班族和搬运工，最易罹患腰酸背痛。事实上，从青年人、成年人到老年人都是有可能罹患此病的族群范围。尤其是从事久站、久坐或是长期弯腰搬运重物的工作者，如司机、店员、搬运工、护理人员和电脑族等，最易因固定姿势或姿势不正确而引起腰酸背痛。另外的因素可能是内心的焦虑、对工作的不满或有家庭纠纷，或是经常失眠者，因长期的苦闷、忧郁会使身心紧张，背部肌肉受到长期压力也会引起肌肉的疼痛，又因疼痛而使苦闷、焦虑加重。

●背部酸痛的常见原因

　　1.胆绞痛、胰腺疾病、胃及十二指肠肿瘤等也可引起肩背部疼痛。

　　2.骨肿瘤或肾、膀胱、子宫、肺等罹患肿瘤转移至肩胛骨、椎体骨、肋骨时，引发肩胛痛、背部疼痛、胸痛。

　　3.颈椎病引起的后背疼痛。颈椎第四、五、六颈椎的脊神经后支向背部延伸，支配上背部的皮肤肌肉。当颈椎发生退行性改变时，如果牵拉到第四、五、六颈椎的脊神经后支，就会导致出现背痛。

　　4.肩周炎引起的背部疼痛。肩周炎会引起肩关节疼痛，随着病情的发展，疼痛范围会不断加大，部分患者会出现后背疼痛。

　　5.强直性脊柱炎引起的后背疼痛。强直性脊柱炎患者会出现慢性泛发性或持续性腰背痛，棘突有压痛感，晨起后后背腰部僵硬，后仰时背腰部疼痛加重，活动后好转，久站或行走易疲劳。患者多表现为下背和腰部活动受限，体检可发现腰椎棘突压痛、脊椎旁肌肉痉挛，后期可出现肌肉萎缩，甚至引起驼背畸形。

　　6.不少呼吸系统疾病引起的肩背疼痛，一般在后背、侧背或肩胛

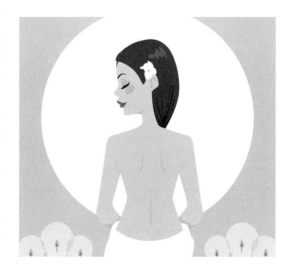

部，较常见的有胸膜粘连、肺癌与结核。

7.内脏疾病引起的牵涉性痛。妇科盆腔疾病、前列腺疾病等可引起下腰痛；肾脏疾病如结石肌瘤、肾下垂、肾盂肾炎，以及腹膜后疾病如脓肿、血肿等，均可引起腰背痛；肝病和心脏病可引起背部疼痛。

●生活小保健

1.坐立时应尽力保持良好的姿势。不良的姿势，如低头垂肩坐在椅子上、俯身趴在书桌上，都会使脊柱偏离正常位置，将过多的压力压在背部肌肉上，从而造成背部酸痛。

2.给背部以支撑。坐时将一个小枕头或者靠垫放在背下部的脊柱部位，这可以为背下部提供支撑，减轻对肌肉的过多压力。

3.伸展背部。对伏案工作的人来说，伸展背部可以防止并减轻背痛。坚持在工作时每隔15分钟站直身体，将双手置于后腰上，向后倾身。伸展时动作应该缓慢而平稳。

4.恰当提举物品。当你提东西时，将它尽可能与身体接近。不要伸直手臂或弯腰拾起物品，应尽量保持背部竖直，然后弯曲膝部蹲下拾起。

5.经常活动。在办公室久坐的办公族，需要至少一个小时站起来活动一下。如果无法离开办公室，试着将文件夹等物品放在你必须站起来才能取到的位置，或者有意识的站着接听电话，午饭后休息时散散步。

6.睡觉时弯曲膝盖。经常背部疼痛的人，睡觉时最好侧卧，膝盖弯曲，从而减少对椎间盘的压力。如果仰卧，可在膝下放一个枕头，保持膝盖的弯度。

7.换双户外运动鞋。整天穿着过软或过硬的鞋也容易导致背部压力增大。换双户外运动鞋，增加跑步锻炼时间，有助于防止和缓解背痛。

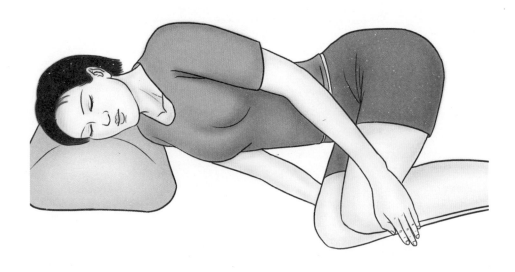

●拉筋步骤示范

Step 1.

手指交扣，掌心向外，将双手抬至胸前并伸直手臂，锁住手肘并将肩部向前推出。

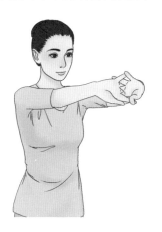

Step 2.

仰卧位，双臂往头部上方伸直，脚趾朝天，然后尽可能拉长身体。

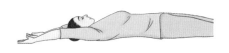

Step 3.

双臂往头上方伸直并交叉，尽量往上延展。

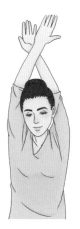

Step 4.

坐姿，双臂垂放在身体两侧或放在大腿上，让头部和胸部往前垂下。

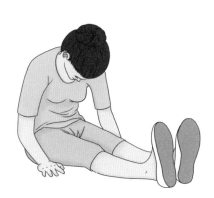

腰部疼痛

在传统意义上，腰痛代表了一种老化现象。但现在，腰痛病成了现代人的一种常见病，各种原因造成了腰痛病患者的急剧增长。我们需要了解腰痛形成的原因来缓解、治疗以及预防腰痛。

● **腰痛形成的原因**

人体脊骨的弯曲形状

脊骨的过度活动是形成腰痛的原因之一。当我们弯腰时，是第4、5腰椎在弯曲，腰椎活动范围的大小就决定了支撑肌肉负担的大小，一旦负担累积，弯曲幅度长期大于45度，就会造成疲劳过度，很容易引起腰痛。

脊椎的分离

脊椎分离的情况主要发生在从事剧烈运动的人身上，出现这种现象的原因主要是椎骨关节的一部分引起骨折或分离。在此状况下，人体会感到腰部笨重酸疼，严重者还会觉得脚部麻木疼痛。

腰椎的变形

变形性腰椎疼痛以早上起床时腰疼、腰部僵硬不灵活为主要表现，这主要是由椎间盘的老化引起的。椎间盘在老化后会失去原有的弹性，再因为脊骨的压力而逐渐被压扁，但是椎间盘一旦受到刺激，椎体四周的骨质增生，会出现小刺（骨刺）的突出。这种突出使支撑脊椎骨的肌肉变弱时，就会引发慢性腰痛。

脊椎管狭窄

脊椎管是人体腰椎中间血管与神经通过的地方，位于脊椎背侧，骨髓也从脊椎管通过，一旦脊椎管出现异常如变形，就会压迫马尾神经、神经血管，从而出现腰痛麻木、脚痛等症状。这种腰痛病症在脊椎管本来就狭小的人身上比较常见，另外因年龄的增长，脊椎管随之发生变化的人也是脊椎管狭窄的主要病发人群。

● **突发性腰痛的形成**

1.因某一动作突然引发

这种情况是最常见的，比如人们在搬重物或抱孩子时，因事先在心里对要负担的重量低估了，所以在猛然间负重时，本来预计使出的力气没有能够搬起重物，腰部突然承受过大的负担，这样就会扭伤腰部，或者导致肌肉附近所包裹的筋膜发炎，进而产生疼痛。

2.无缘由地突然疼痛

有的时候，我们会突然莫名地腰痛，却发现当天并没有做任何特别的事。这个时候就要回想几天前有没有做特别的事了，可能是你前一两天做了剧烈的运动或进行了超负荷的工作，而又没有进行适当的压力放松，致使肌肉或肌肉附近的筋膜发炎，引发疼痛感。

3.个人体型的变化

个人体型的突然改变也会改变我们的身体状况。例如，短期内体重急剧增加时，已经习惯原本体重的肌肉、关节、韧带等部位在这个时候就必须要承担更重的负荷，更加劳累，因此就会更容易产生腰痛。

●生活小保健

1.当较长时间站立干活时，可以把一只脚放在30厘米左右高的高台上，并且不时地轮换两只脚。即在干活时一会儿重心在左脚，一会儿将重心换到右脚，这样站立可避免腰部肌肉紧张。

2.从地板上捡东西时，无论物品轻重，都应蹲下再捡。站立时也要靠两膝支撑起身体。

3.盘腿坐时，屁股下面应垫个垫。若随便席地而坐，则会增加腰部的负担。

4.抱沉重物品时，应使其紧贴身体并微屈两腿，以减轻腰部肌肉的负担。

5.取放位置高过面部的物品时，要站在台或凳上，不要伸腰踮脚去够。

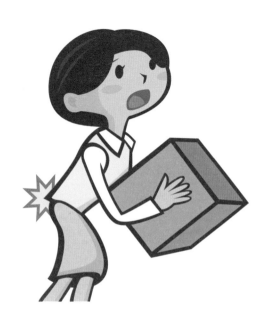

●拉筋步骤示范

Step 1.

站直，双臂放松，慢慢弯曲上半身，至背部与地面平行，双臂自然与地面垂直。

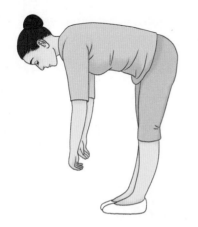

Step 2.

站直，上半身轻轻向后弯曲，将双手放在臀部，身体尽量向后。

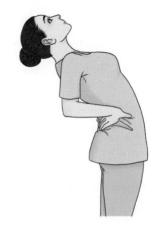

Step 3.

仰卧，一侧大腿慢慢向着胸部方向抬高。双手抱住膝部，慢慢地将腿拉向身体。

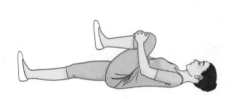

Step 4.

四肢着地，两臂和大腿与身体呈90度，像猫一样弯曲背部保持20秒。

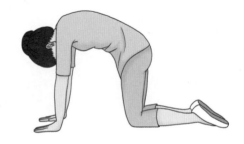

大腿疼痛

有的人大腿疼痛时，往往会认为是运动过度或运动姿势不当造成的。其实不然，大腿疼痛有可能是其他疾病引起的。

●大腿疼痛的常见原因

腰椎间盘突出

患者常有长期的反复腰痛史，或重体力劳动史，常在腰部损伤或弯腰劳动后急性发病。除典型坐骨神经痛的症状和体征外，并有腰肌痉挛、腰椎活动受限和生理前屈度消失，椎间盘突出部位的椎间隙可有明显压痛和放射痛。

腰骶神经根炎

因感染、中毒、营养代谢障碍或劳损、受寒等因素引起此病。一般起病较急，且受损范围常常超出坐骨神经支配区域，表现为整个下肢无力、疼痛、轻度肌肉萎缩，除跟腱反射外，膝腱反射也常减弱或消失。

马尾肿瘤

病初常为单侧根性坐骨神经痛，逐渐发展为双侧。夜间疼痛明显加剧，病程进行性加重，并出现括约肌功能障碍及鞍区感觉减退。引起的腿疼一般由单侧发展成双侧。

腰椎管狭窄症

早期常有间歇性跛行，行走后下肢疼痛加重，但弯腰行走或休息后症状减轻或消失。当神经根或马尾受压严重时，也可出现一侧或两侧坐骨神经痛症状及体征，病程呈进行性加重，卧床休息或牵引等治疗无效。

此外，缺乏锻炼、肌肉韧带松弛无力、骨质疏松、各种肾脏疾病、各种妇科疾病等也会引起大腿疼痛。

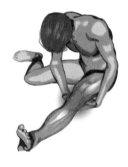

●拉筋步骤示范

Step 1.

单膝跪地，手可扶靠东西以保持平衡，然后把臀部往前推。

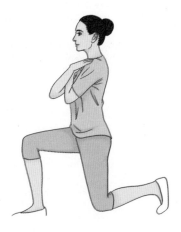

Step 2.

单脚站立，一脚向后折，脚贴在臀部上，双膝并拢，同时把髋部往前推。

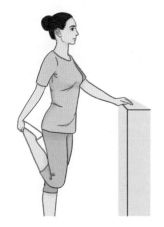

Step 3.

俯卧，脸朝下，将一只脚反折到臀部，同侧手抓住脚背以固定。

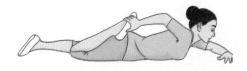

Step 4.

侧卧，一脚向后反折到臀部，手握住脚踝，再把髋部往前推。

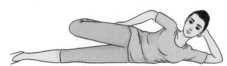

Step 5.

左脚在前，右脚屈膝在后，上半身前倾，双手搭在弯曲的膝盖上。

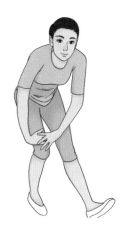

Step 6.

站姿，一脚搁在稳固的高台上，伸直腿，脚趾朝天，身体前倾，保持背部平直。

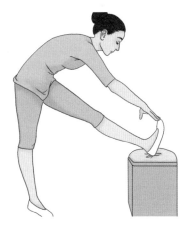

Step 7.

坐姿，一脚平伸于身前，另一脚拉到平伸脚的膝盖旁，双手往平伸的脚趾方向伸展。

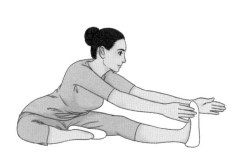

Step 8.

仰卧，一脚略微屈膝，将另一脚的膝盖拉向胸部，然后缓慢地伸直抬高的脚。

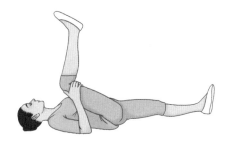

坐骨神经痛

坐骨神经痛是指坐骨神经病变，沿坐骨神经分布的路线（即腰、臀部、大腿后、小腿后外侧和足外侧）发生疼痛的综合征。坐骨神经是支配下肢的主要神经干，所以坐骨神经痛属于腰腿痛的范畴。

●坐骨神经痛的常见症状

疼痛

坐骨神经痛患者会出现脊柱侧弯刀割样疼痛、小腿外侧和足背感觉减退、臀肌张力松弛、跟腱反射减弱或消失等症状，甚至还会有可能造成瘫痪。

腰部僵硬

坐骨神经痛的症状表现多为腰部僵硬有不适感，步行或活动时腰及下肢出现短暂疼痛，可逐渐发展为剧烈烧灼或刀割样疼痛，沿坐骨神经走行放射，可自腰、臀部直达大腿、小腿后外侧及足外侧部。

慢性损伤疼痛

急性腰部损伤或慢性损伤急性发作，严重影响生活，疼痛体征呈典型放射性坐骨神经痛。检查时有明显肌肉松弛、萎缩，直腿抬高试验在30度以内，神经反射减弱或消失。90%以上由腰椎间盘突出症引起。

跛行

当坐骨神经痛达到一定程度以后，会出现跛行的症状。患者在没接受相关治疗不以为然的时候，坐骨神经痛慢慢地就会演变成为跛行的症状。跛行是坐骨神经痛最重要的一个症状，也是坐骨神经痛的危害表现。

●坐骨神经痛的常见原因

1.脊髓和脊椎神经疾患引起。如脊髓肿瘤、脊髓炎等所引起的腰疼。

2.精神因素引起。如癔病患者也可能以腰病为主诉，但并无客观体征，或客观检查与主观叙述不能以生理解剖及病理知识来解释，这种腰疼常为癔病的一种表现。

3.内脏器官疾患引起。如子宫及其附件的感染、肿瘤均可引起腰骶部疼痛，这种病人往往同时伴有相应的妇科症候。

4.脊柱骨关节及其周围软组织的疾患引起。如挫伤、扭伤所引起的局部损伤、出血、水肿、粘连和肌肉痉挛等。

5.不良姿势引起。青少年出现坐骨神经痛一般是长期不良姿势造成的，故也称为姿势性坐骨神经痛，而中老年人一般是腰椎间盘突出引起的坐骨神经痛。

●生活小保健

1.在急性疼痛期，不要拾起重物，不要用腿、臂和背部用力上举重物，可推但不要拉重物。

2.注意保暖，尤其是天气寒冷时，当臀部的臀小肌冻伤后肿胀压迫坐骨神经，同样可能引起疼痛。

3.长时间坐办公室要时常站起做适当的活动。要注意纠正坐姿，最好在办公椅上放一个小靠垫。

4.运动后要注意保护腰部和患肢；内衣汗湿后要及时换洗，防止潮湿的衣服在身上被焐干；出汗后也不宜立即洗澡，待落汗后再洗，以防受凉、受风。

5.鞋跟高度不要超过4厘米。在生活和工作中经常穿高跟鞋，会造成重心前倾，由于脊柱的受力学发生改变，导致对腰椎间盘的压迫和磨损、椎间盘突出，压住了坐骨神经，从而引发了那些不时袭来的剧痛。

6.正确的坐姿是上身挺直、收腹、下颌微收、两下肢并拢。如有可能，最好在双脚下垫一踏脚或脚凳，使膝关节略微高出髋部。要避免长时间在阴暗潮湿的环境下久坐。

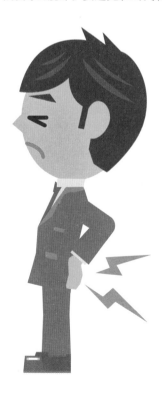

●拉筋步骤示范

Step 1.

坐姿，一脚平放，另一脚跨到平放脚的膝盖外侧，将弓起的膝盖拉向对侧肩膀。

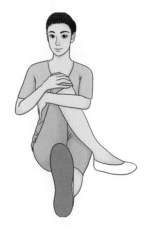

Step 2.

仰卧，右脚跨到左脚的外侧，把右脚后跟拉到左膝盖旁，左手把右膝盖往胸部扳。

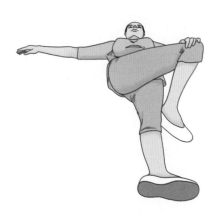

Step 3.

坐姿，一脚略屈膝，另一脚跨放在屈膝的大腿上，然后慢慢把上半身往前倾。

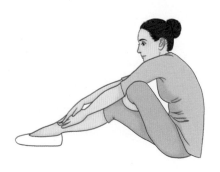

Step 4.

仰卧，一脚略屈膝，另一脚横放在屈膝的大腿上，抬起上半身，把膝盖拉近身体。

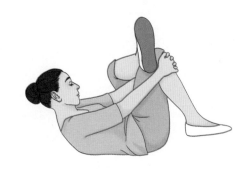

膝盖疼痛

膝关节即我们常说的膝盖，是人体下肢最主要的关节之一，起着支撑身体和帮助活动下肢的作用。生活中大部分人群都会有膝关节疼痛的发生，许多人往往会将这种疼痛忽视或者被武断地认为是关节炎等病症。其实，导致膝关节疼痛的原因有很多。

●膝关节疼痛的常见原因

1.膝关节韧带损伤

膝关节微屈时的稳定性相对较差，如果此时突然受到外力导致外翻或内翻，则有可能引起内侧或外侧副韧带损伤。临床上内侧副韧带损伤占绝大多数。

2.膝关节骨性关节炎

膝关节骨性关节炎多见于中老年女性，超重负荷是致病的主要原因。膝关节会肿胀而疼痛，有时活动关节会有摩擦音。膝部可能出现内翻畸形并伴有内侧疼痛。

3.膝关节创伤性滑膜炎

由于外伤或过度劳损等因素损伤滑膜，会产生大量积液，使关节内压力增高，如不及时消除，则很容易引起关节粘连，影响正常活动。患者会感觉膝关节疼痛、肿胀、压痛，滑膜有摩擦发涩的声响。

4.半月板损伤

半月板损伤在运动员身上很常见，在下肢负重、足部固定、膝关节微屈时，如果突然过度内旋伸膝或外旋伸膝，例如排球运动中，队员在防守时突然转身鱼跃救球的动作，就有可能引起半月板撕裂。

5.脂肪垫劳损

脂肪垫劳损的发病原因可能是由于外伤或者长期摩擦引起脂肪垫充血、肥厚并发生炎症，与髌韧带发生粘连，从而使膝关节活动受限。这种损伤多发生于经常步行、登山或者蹲起运动较频繁的30岁以上人群。

6.寒冷

在日常生活中，多数关节疼痛并不是由外伤引起的，寒冷（特别是持续受凉和巨大的温度反差）才是造成关节疼痛的主要原因。寒冷可导致肌肉和血管收缩，引起关节疼痛。

7.运动不当

有些老年人喜欢登山，但如果没做好准备活动或运动量太大，也可造成关节疼痛。特别是身患关节滑膜炎或骨性关节炎的人，更容易引起关节疾病发作或加重。在登山运动中，下山时，全身的重量完全加在一侧膝关节上，膝关节承受的压力是正常站立时的数倍。人们下楼梯时，也会出现同样的情况。

8.不良走路习惯

例如经常穿着不合脚的鞋或穿着拖鞋、高跟鞋长距离行走，会使膝关节长时间处于非正常的受力状态，造成膝关节慢性损伤，引起疼痛。

9.痛风

痛风主要是因为体内尿酸过高所致，尿酸过多沉积在关节内，沉积久了，便会形成结晶。当结晶量愈来愈多，易掉到关节腔内，免疫细胞便会以为掉下来的结晶是外来物，因而发动攻击，导致关节发炎，进而引发疼痛。

10.免疫性疾病

风湿、类风湿、强直性脊柱炎、红斑狼疮等免疫性疾病引起的膝关节病变。

●生活小保健

1.提高膝关节稳定性的功能训练。例如，平躺在床上，膝关节伸直，在非负重条件下，直腿抬高。在膝关节无明显疼痛的情况下，可以将沙袋放在脚背上，练习直腿负重抬高。

2.加强大腿肌肉力量训练。多加强大腿股四头肌和阔筋膜张肌的力量训练，以减少运动时对髌骨和半月板的冲击。练习大腿肌肉有多种方式，如箭步蹲、深蹲、爬楼梯、靠墙静蹲等。

3.减少不合理的运动。如膝盖不适者进行深蹲等练习时，常会使关节磨损更厉害。要避免长时间跑、跳、蹲，减少或避免爬楼梯。

4.充分的准备活动。运动前充分的准备活动可以消除肌肉、韧带的黏滞性，使韧带伸展性加强，从而减少膝盖在运动中受到的压力。还能增强关节活动幅度，分泌更多的关节滑液，减少膝盖的磨损，使得练习者在运动时易于伸展和收缩，还能提高运动时的协调性。

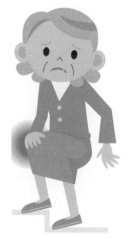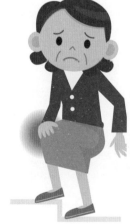

5.自我保护意识。不要经常蹲下或跪下取物，也尽量不要坐低凳子、睡低床，避免增加关节的摩擦和负重。同时建议在运动之后用热水对膝盖进行热敷。

●拉筋步骤示范

Step 1.

仰卧，一腿的大腿和臀部成 90°，双手分别推拉膝盖和踝关节,越过另外一条腿。

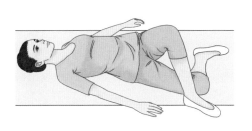

Step 2.

仰卧，左腿跨在右腿上，右腿保持伸直平放，右手将左腿膝盖往肩膀方向拉。

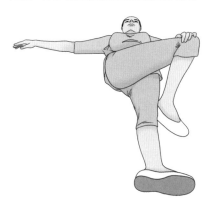

Step 3.

双腿前后开立，后一条腿伸直，弯曲前一条腿的膝盖，至后一条腿的小腿被拉伸。

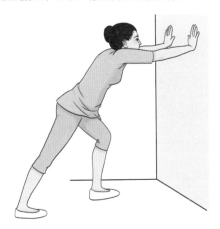

Step 4.

正坐，双腿膝盖弯曲，双脚脚底相对，把膝盖往下压，直至感到大腿内侧被拉伸。

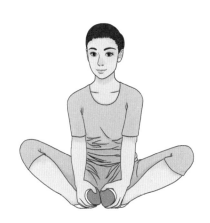

脚踝扭伤

踝关节是人体距离地面最近的负重关节，也就是说踝关节是全身负重最多的关节。踝关节扭伤即脚踝扭伤，在关节及韧带损伤中是发病率最高的疾病，也是运动损伤中发生率最高的。发生的原因大多是身体失去重心，落地时踩在别人的脚上或脚被绊倒时出现；或在高低不平的地面上，又缺乏自我保护的应变能力，都可能引起脚踝关节突然向内或向外翻转而发生脚踝扭伤，也就是我们平常说的"崴了脚"。脚踝扭伤后，轻者可导致踝关节韧带拉长、扭伤，在脚踝处出现瘀血、肿胀和疼痛；重者则会造成韧带撕裂，甚至发生踝关节骨折，此时伤者不但无法行走，而且疼痛难忍。

●踝关节扭伤的分类

依据筋肉组织的损伤程度和病理改变，可将踝关节扭伤分为六种类型：

1.单纯扭伤，无韧带松弛变长现象，仅有韧带与骨附着处之间的滑液渗出，肿胀不明显，一般在休息后迅速消肿。

2.轻型扭伤，韧带的部分纤维撕裂，周围的纤维结缔组织无损害，组织间仅有少量滑液渗出，关节内可有较多滑液渗出。但亦无韧带松弛、变长现象。

3.严重扭伤，韧带组织的纤维撕裂，有轻微的韧带松弛，关节内滑液渗出及周围筋肉损害较显著。

4.韧带组织的纤维全部撕裂，出现明显的肿胀。

5.极度严重扭伤，韧带与骨膜附着处部分撕脱，在骨与韧带断端间隙产生更为明显的肿胀。

6.韧带附着处的一端完全撕脱。

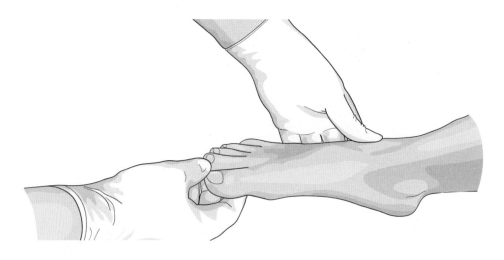

●踝关节扭伤为什么常出现于外侧

人们在日常生活中，上下楼梯，步行逛街，公园漫步，稍不留意时踏空了梯级，碰撞了砖石树墩等，都容易扭伤踝关节。但凡有扭伤，大部分出现于外侧踝下部，而内侧较少见，这是为什么呢？

原因1：由于外踝比内踝要长一些，于是支撑住了踝关节外侧。同时，内踝部分有一组坚强的韧带，称为"胫侧副韧带"，又叫"三角韧带"，呈扇形自内踝伸展到足骨上，紧紧地拉住了踝关节内侧。两者同时发生作用，当踝关节扭动时防止踝关节向外翻，而是经常地令踝关节过度向内翻，这时就使比较薄弱的腓侧副韧带发生撕裂损伤。这就是踝关节扭伤多见于外侧（也即是腓骨侧）的原因。

原因2：由于小腿内侧支配足部的肌肉群，如胫前肌、胫后肌均较强大有力，可以稳定住踝关节内侧，不使其外翻移位；相反，小腿外侧支配足部的腓骨长肌、腓骨短肌相对比较薄弱，一遇扭伤时，它不能紧紧地控制踝外侧稳定不动，而是被迫拉伸而令踝关节过度内翻扭伤踝的外侧。

脚踝扭伤之后要正确使用冷敷和热敷。冷敷和热敷都是物理疗法，作用却截然不同。血遇热而活，遇寒则凝，所以在受伤早期宜冷敷，以减少局部血肿；在出血停止以后再热敷，以加速消散伤处周围的瘀血。一般而言，受伤 24 小时后才开始用热敷。

●生活小保健

要预防脚踝扭伤，可以从以下几个方面着手：

1.合适的鞋子：鞋子介于人体脚板与地面之间，缓冲下肢对地面之间的缓冲力，提供下肢适当的稳定性与贴地性。对于登山的人来说，选择一双高帮优质登山鞋是必不可少的。

2.良好的场地：良好场地的维护往往比选择一双合适的鞋子更重要，脚踝扭伤的罪魁祸首也往往仅只是一颗石头、一块突起的小泥巴或是一个坑洞。在户外环境中，要求良好的场地是比较困难的，但是我们在行走的过程中，可以选择相对平整的路面行走。在多石多坑地带，要尽量集中精力，不要一边行走一边做其他的事情来分散注意力。行走时及时调整行走速度，在多石的下坡路面，尽可能避免跑山等危险动作。

3.脚踝的保护：对于脚踝曾扭伤过的人来说，预防再度扭伤是相当重要的，可以贴扎或是护踝的方式来保护踝关节。

4.恢复踝关节的功能：再多外在的保护，还不如自己有能力来控制预防脚踝扭伤的再发生，可以适当进行一些拉筋或肌力训练来恢复和增强踝关节的功能。

5.正确的跑步姿势：错误的跑姿会让你在跑步途中找不到安全的落脚点，身体晃动很容易在落脚的时候踩偏。因此保持踝关节在运动过程中的稳定性，不要摇晃身体，减少触地的时间是减少踝关节受伤的方法。

●拉筋步骤示范

Step 1.

身体站直，提起一只脚，然后慢慢地
上下左右旋转脚掌及脚踝。

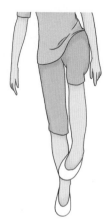

Step 2.

左腿单膝跪地，右脚跟略离地，胸部和
肩膀前倾，将右脚后跟向下去贴近地面。

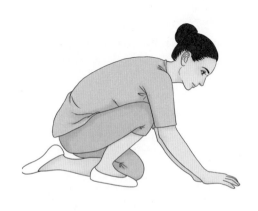

Step 3.

单腿站立，另一腿的膝盖向上盘起，
一手放在盘起的脚踝内侧，身体前倾。

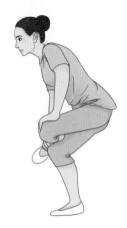

Step 4.

一腿放在另一腿膝盖上，一手抓住上
面那条腿，向身体方向拉动脚底。

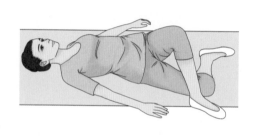

脚趾发麻

长时间穿尖头鞋或硬质又完全不合脚的鞋，使脚趾长时间被挤压，就会压迫脚趾间的神经，使之发麻。足部的神经主要遍布于脚趾头的侧边，因此往侧边挤压的脚趾，就会压迫至旁边的神经，在神经部位引起发炎，最后导致神经变粗。此外，脚趾发麻还有另一个原因，在形成足弓且支撑体重的脚底前侧，有连向脚趾的肌腱，当这些肌腱被压迫时，也会出现发炎和变粗的问题；一旦变粗的肌腱被触碰时，就会产生发麻的症状。若是肌腱所引发的问题，建议平常多按摩脚趾，可舒缓变粗的神经和肌腱。

以下这几种情况也会出现脚趾发麻：

1.患有糖尿病的人会出现手脚麻木。只要身体任何部位经常出现麻木、酸痛、肿胀，就要及时检查血糖。

2.药物或化学制剂引起的麻木。如感冒或拉肚子时，服用了黄连素或痢特灵后，会引起手脚麻木；在含有氢、砷、二硫化碳等环境中停留的时间长了，也会出现手脚麻木。

3.神经炎引起的麻木。神经炎最常见的病症即手脚麻木、肌肉萎缩、四肢无力。如果拉肚子或感冒达半个月之久未痊愈，就容易引起神经炎。

4.四肢分散性地出现麻木。四肢不是同时出现麻木，而是分散出现，这种情况就是局部神经受到了刺激，如醉酒后的中风、昏迷引起对头部神经刺激，老年人拄拐棍对手神经的刺激，颈椎病引起的上肢麻木，腰椎间神经刺激导致的腿麻木等。

机能不佳的鞋子会带给脚底肌腱更多的负担，脚趾也更容易紧贴，从而压迫肌腱和神经。因此，选择有足弓支撑设计的鞋子，才是保护双脚的好鞋。

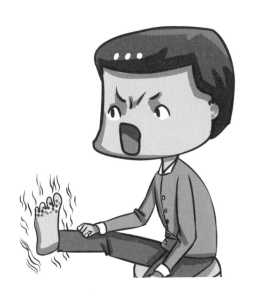

●步骤示范

Step 1.

蹲姿，将身体重心放在后方膝盖上，把这个膝盖往前移，脚趾着地并拱起脚掌。

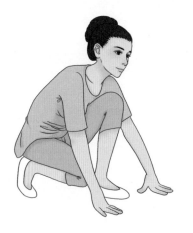

Step 2.

弓步，双手扶椅背，提身踮起脚尖站立，保持 1 分钟后，回到原位。

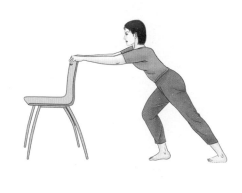

Step 3.

坐姿，双腿伸直向两侧张开，用双手绷紧一侧脚掌，然后放松，勾脚尖。

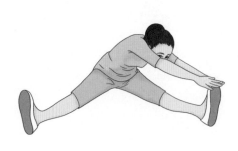

Step 4.

身体站直，提起一只脚，然后慢慢地活动每个脚趾，反复并拢、伸展脚趾。

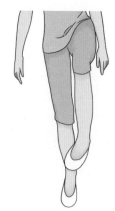

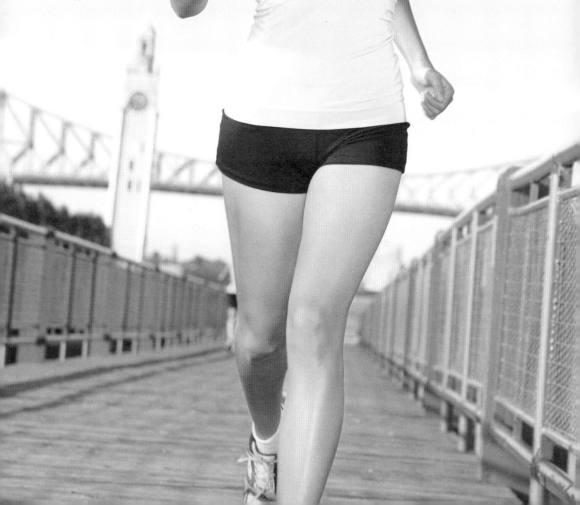

第五章

10 种常见运动损伤与拉筋法

　　运动过程中难免会出现各种损伤，对于专业运动员来说，皮肤擦伤、软组织挫伤、肌肉拉伤、韧带拉伤等损伤简直是"小菜一碟"。运动中的损伤常与训练水平不够、身体素质差、动作不正确、缺乏自我保护能力、运动前不做准备活动或准备活动不充分、身体状态不佳、缺乏适应环境的训练，以及教学或竞赛工作组织不当等因素有关。因此，要避免运动损伤，在运动前后进行适当的拉筋放松尤为关键和必要。

足球——脚部活动多，预防脚踝扭伤

足球享有"世界第一运动"的美誉，是全球体育界最具影响力的单项体育运动，其球迷也遍布世界每个角落。足球作为一项著名的运动，其作用和好处自然是不言而喻的。

首先，足球运动能有效改善呼吸系统的功能。足球是集跑步与腿部运动于一身的运动。在跑步、传球、射门等动作中，会加强呼吸的深度，从而吸进更多氧气，排出更多的二氧化碳，使肺活量增大，肺功能加强。

其次，足球运动能强化腿部的骨骼。在不断运动腿部的过程中，由于促进了新陈代谢，骨的血液供给得到了改善，骨的形态结构和机能都发生了良好的变化：骨密质增大，使骨变粗，骨小梁的排列根据压力和拉力不同更加整齐而有规律，骨表面肌肉附着的突起更加明显。这些变化使骨骼变得更加粗壮和坚固，从而提高了骨的抗折、抗弯、抗压缩和抗扭转方面的功能。

再者，足球运动能有效地延年益寿。有研究显示，不运动的人比经常踢足球等运动的人早逝的可能性高 42.5%。原因是身体不运动，便会加快多处衰老，甚至会未老先衰。而这些不运动的人对于癌症、心脏疾病等病症的抵抗力也比踢足球等运动的人要低。

●足球运动常见损伤

足球运动员在球场上一旦尽情投入，往往很难把握一些动作的尺度，无意间可能造成自己或对方球员的受伤。在足球场上，除了一般的擦伤和挫伤外，约 86% 的损伤发

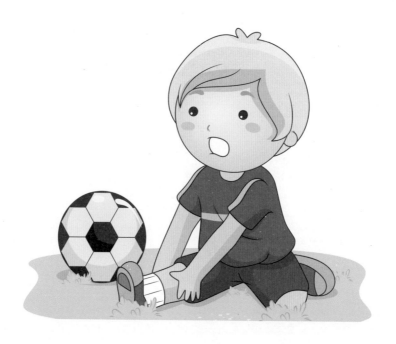

生在下肢，其中又以膝关节扭伤、踝关节扭伤和大腿肌肉拉伤最为常见。

"足球踝"在足球运动员当中极为常见，它是指一种踝关节创伤骨关节病，多是因为踢球时脚踝保护不到位，多次扭伤导致的踝关节骨质增生。踝关节骨质增生的结果，就是关节内长骨刺，用通俗的话说，是骨头上"结疤"。但是，骨头"结疤"和皮肤结疤是不一样的，皮肤结疤可以再生，而骨头结疤后是不可能完全恢复到受伤前的样子的，其损害是不可逆的，甚至可能导致关节骨头提前20年"衰老"。

足球运动中另一个常见的运动损伤是膝关节扭伤。场地不平、高速奔跑中急停或转身、对手冲撞等，都是导致膝关节扭伤的常见原因，后果往往是膝部侧副韧带、交叉韧带和半月板的撕裂或损伤。一旦这些部位发生损伤并失去了最佳的治疗时机，很容易让膝关节招致反复损伤，并提早老化。对于膝关节扭伤，如果伤处在两小时内就肿得厉害，发生关节内急性血肿，那么有75%的可能是由于交叉韧带撕裂；如果伤处在次日才有肿痛感，而且是慢性的反复出现，那么多是更常见的运动后滑膜炎。肌肉拉伤则可轻可重，轻者只感觉到肌肉紧张发僵、局部肿胀、压痛，重者会表现为肌肉撕裂、皮下瘀血等症状。肌肉拉伤多见于冲刺、射门、长传、急停等动作之中，原因不外乎准备活动不充分、高强度比赛下的肌肉疲劳、动作幅度过大以及对手冲撞等。

●拉筋步骤示范

Step 1. 股四头肌拉伸

保持上身挺直，一手扶墙单脚站立，另一只手抓住脚腕或脚面向后扳。

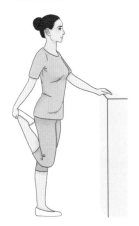

Step 2. 单腿腘绳肌拉伸

坐姿，一脚弯曲，另一脚伸直脚尖勾起，双手拉住脚尖，保持背部自然伸直。

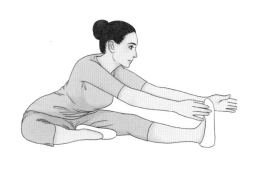

Step3. 阔筋膜张肌拉伸

坐姿，双腿伸直，右手向后撑地，用左肘将右膝盖向左侧压，同时腰向右扭。

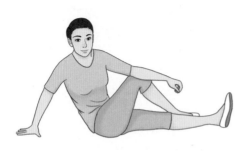

Step4. 肱三头肌拉伸

站直，一手置于头后，手肘朝上，用另一手把手肘往下压，保持 20 秒。

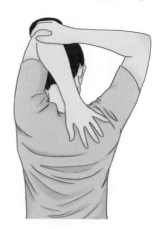
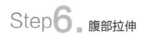

Step5. 肱二头肌拉伸

坐姿，上身后倾，双手撑住地面，手指向后，将髋部向前慢慢地向前滑动。

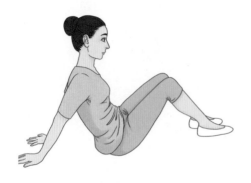

Step6. 腹部拉伸

俯卧，用双手将上身撑起来，双臂尽量伸直，身体尽量向上仰，保持 20 秒。

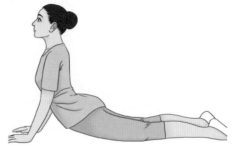

篮球——肢体碰撞，当心急性肌肉损伤

篮球运动是一项集体对抗性很强的球类运动项目，进攻和防守瞬间交替，突然起动和停止、跳跃和下蹲、体位改变等等，运动员不断地变换动作因而非常容易出现各种运动损伤。据统计，篮球运动最易发生运动损伤的部位依次是膝关节、足踝部、腰部、手部、头面部等。运动损伤的性质多数为关节囊损伤、韧带扭伤、髌骨劳损和软组织挫伤等。

●篮球运动常见损伤

在篮球运动中，急性受伤最为常见，包括破皮的裂伤、骨折、韧带受伤、脱臼、肌肉受伤等。其中，裂伤经常发生于与对手碰撞时，主要是由于和对方的手肘、膝盖、头部相撞，使眼睛、嘴唇附近留下伤口。骨折发生的原因也与裂伤相似，常见的是鼻骨骨折、脚踝和手腕骨折。韧带受伤多见于踝关节韧带受伤，多由于场地不平以及跳起落地时身体失去平衡或过度疲劳等原因，使踝关节发生过度内翻（旋后）引起外侧韧带的过度牵扯、部分断裂或完全断裂。手指韧带损伤也是篮球运动中常见的损伤，由于准备活动不足或自我保护能力差等原因，手指向侧方偏曲或过伸性扭伤时常常引起韧带损伤、关节囊撕裂，严重者可产生关节脱位。

在篮球运动中，肌肉受伤也较为常见。在篮球运动中选手有许多肢体碰撞，因此若是柔软度不足的肌肉，在瞬间强力收缩、冲撞的过程中，就非常容易造成肌肉撕裂伤。

相较于急性受伤，慢性受伤则多半是因为训练过度，以及长期使用肌肉或关节所产生的劳损，包含跳跃次数过多，造成膝盖部位的髌骨肌腱发炎、大腿肌肉衰弱或肌肉不均衡所引起的髌骨关节症候群、肌肉萎缩等伤害。

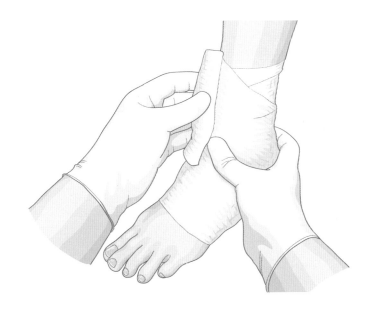

●拉筋步骤示范

Step 1. 股四头肌拉伸

保持上身挺直，一手扶墙单脚站立，另一只手抓住脚腕或脚面向后扳。

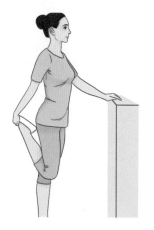

Step 2. 臀大肌拉伸

双手交扣，把一条腿拉向胸部，另一腿伸直，不要离开地面。

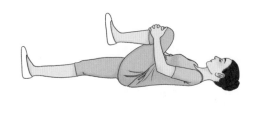

Step 3. 腘绳肌拉伸

坐姿，一脚弯曲，另一脚伸直脚尖勾起，双手拉住脚尖，保持背部自然伸直。

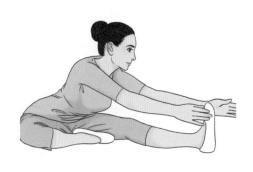

Step 4. 髋屈肌群拉伸

单脚跪姿，另一脚弯曲 90°，支撑于地面，保持上身挺直，与髋部垂直。

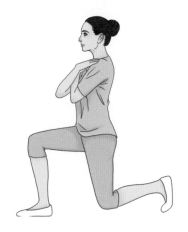

Step 5. 腓肠肌拉伸

双脚弓步站立，前脚弯曲，后脚伸直，脚跟不要离地，保持上身挺直，重心在后脚。

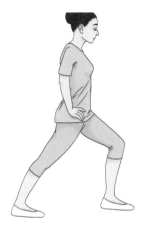

Step 6. 比目鱼肌拉伸

身体站直，一脚屈膝，脚趾搁在阶梯或垫高的物体上，上半身往前倾向脚趾。

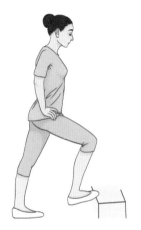

Step 7. 髂胫束拉伸

将一脚跨过另一脚，再将对侧手臂高举过头以维持平衡。

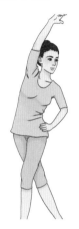

Step 8. 胸大肌 / 胸小肌侧拉伸

右手弯曲 90°，前手臂支撑于墙面，左手放与腰侧，保持上身挺直。

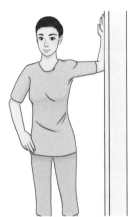

自行车——缩短骑行时间，小心扭擦伤

随着近年来人们对健康生活的热爱，运动与旅游受到众多人们的喜爱，自行车不再简单地作为人们出行的代步工具，骑自行车已发展为一项体育运动，也是一种健康自然的旅行方式。

自行车运动是需要大量氧气的运动，可以强化心脏功能，同时还能预防高血压，能压缩血管，促进血液循环加速，大脑摄入更多的氧气，再加上骑行过程中会吸入大量新鲜空气，感觉头脑更清醒。

●骑行运动常见损伤

作为一项运动，骑行过程中难免会出现各种各样的损伤。

膝盖酸痛

除了用力过大会造成膝盖的负担外，每一次的踩踏也都会对膝盖关节间的润滑效果产生影响。踩踏的转速如果太快，膝盖间的软骨组织易摩擦损耗，可能会造成长期性或永久性的运动伤害。

手臂痛

一般刚接触骑行的人，往往会因为不善用腰部肌肉的力量，最后将整个上半身的重量一股脑地压在手臂上。这样会带给手臂过多的负担，手臂产生酸痛的情况也在所难免了。

腰背痛

腰背痛分两种：一是因为腰部肌肉适应不良或过度使用所产生的腰背痛，二是因不良的骑乘姿势或者骑乘习惯所导致的腰背痛。腰背痛一定要赶紧检视骑车姿势与习惯。

臀部痛

骑车姿势过于直立会让上半身重量直压在骨盆上而产生不适。因承受太多上半身重量所导致的臀部疼，无非是骑车时骑乘姿势太过直立，导致上半身重量都下压到臀部上。

大腿痛

大腿痛发生的原因有：一是使用太重的齿轮，给大腿肌肉过大的负担；二是没有足够的热身动作，导致运动伤害；三是坐垫位置过于偏后，使得大腿肌肉承受过大的力量。

手腕痛

手腕姿势过高或者过低都会让手腕肌肉与关节蒙受无谓的负担与冲击，因此手腕与下臂间的角度一定要打直，这样才能避免运动伤害，并提高骑车的安全性。

●拉筋步骤示范

Step 1. 肩胛拉伸

一只手臂横过胸前，与地面平行，用另一只手把手臂往另一侧的肩膀拉近。

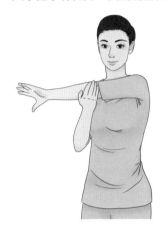

Step 2. 胸大肌侧拉伸

右手弯曲 90°，前手臂支撑于墙面，左手放与腰侧，保持上身挺直。

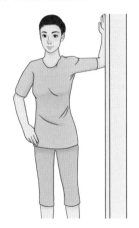

Step 3. 上背部拉伸

手指交扣，掌心向外，将双手抬至胸前并伸直手臂，锁住手肘并将肩部向前推出。

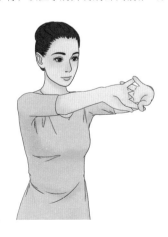

Step 4. 阔背肌拉伸

双手抓握支撑物，屈膝。面朝下，头与背、手臂保持水平，手臂向后拉。

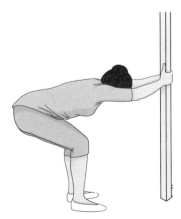

Step 5. 髂胫束拉伸

将一脚跨过另一脚，再将对侧手臂高举过头以维持平衡。

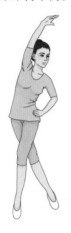

Step 6. 臀大肌拉伸

双手交叉，把一条腿拉向胸部，另一条腿伸直，不要离开地面。

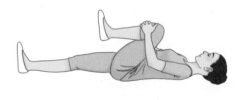

Step 7. 内收肌群拉伸

屈膝将两脚掌相对并靠近身体，双手握紧脚掌。将双膝缓慢地向地板靠近。

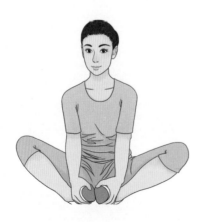

Step 8. 股四头肌拉伸

背对桌子站立。将左脚背置于桌面，微微将髋部向后倾斜。

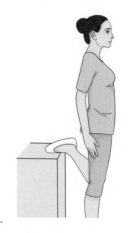

跑步——尽享奔跑的愉悦，勿忽视身体损伤

跑步锻炼是人们常采用的锻炼方式之一，这主要是因为跑步无需特殊场地、服装、器材等要求。每个人在跑步时都希望能够毫无损伤、毫无疼痛地尽情享受奔跑带来的乐趣，然而现实的情况是，大多数人常会遇到点不适，或膝盖疼痛，或韧带拉伤……

通过跑步，大脑的供血、供氧量可以提升 25%，可以增加肺活量，夜晚的睡眠质量也会跟着提高。跑步还能使肌腱、韧带和关节的抗损伤能力增强，降低运动损伤的概率。同时，皮肤、肌肉和结缔组织也可以变得更加牢固。慢跑可以消除紧张感，抑制肾上腺素和皮质醇这两种能造成紧张的激素的分泌，同时可以释放让人感觉轻松的"内啡呔"。

●跑步常见损伤

据统计，跑步者平均每跑 100 小时会出现 1 次损伤，65% 的跑步者在开始跑步后 1 年内受伤，大部分跑者因伤每年运动量损失 5% ~ 10%。对于跑步引起的常见损伤，我们应有足够的认识，才能避免损伤加重或引起新的损伤。

跑步膝

跑步膝又称为髌骨关节疼痛综合症，其典型症状是膝盖附近疼痛。主要是由于跑步时膝盖承受过大的压力及长距离跑步、久坐、下坡或下楼等因素所致。40% 的跑步损伤与膝盖有关。走路时要注意膝盖是否疼痛，如果疼痛长久不消失则应及时治疗。

跟腱炎

跟腱炎表现为足跟部上方及内部疼痛僵硬。当跟腱在短时间内承受的压力过大时，可能会发生劳损、细微挫伤或撕裂，进而出现无菌性炎症。急剧增加跑步训练量，或小腿肌肉力量弱都会造成跟腱的损伤。如果足跟疼痛或肿胀严重，应该考虑及时寻求治疗。

腘绳肌损伤

腘绳肌损伤多表现为大腿后侧从臀部到膝部的肌肉僵硬无力。腘绳肌位于大腿后部，弯曲膝盖、伸腿、爬坡和射门等动作主要靠它完成。腘绳肌损伤多由大腿后侧肌肉太弱、拉伸过度或柔韧性过差、股四头肌太强与腘绳肌力量不对称等因素造成。

足底筋膜炎

当足底跟部或足弓部出现疼痛与不适时，应考虑是否是足底筋膜炎。严重高足弓或严重扁平足、踝关节过度内旋或内旋不足、长时间站立等皆可造成足跟到脚尖的肌腱、韧带产生细微撕裂或炎症而引发足底筋膜炎。如果热身后疼痛未减轻，应及时休息。

髂胫束综合征

髂胫束位于大腿外侧，从臀部延伸到膝盖。在跑步时，膝关节弯曲、伸展，将使髂胫束和大腿骨摩擦。若增加里程太快，特别是下坡跑时，就可能拉伤。

应力性骨折

应力性骨折和滑倒或跌倒的急性骨折不同，应力性骨折是骨头受到不断冲击劳损的结果。当骨头受到长期冲击劳损导致胫骨、小腿、趾骨、足底和跟骨出现疼痛时，往往是应力性骨折的表现，多由急剧增加跑步量或速度、营养摄入不均或钙摄入不足引发。

胫骨应力综合征

胫骨应力综合征又称为外胫夹，是胫骨内侧受压迫的综合病症，一种由于胫骨肌肉撕裂引起的疼痛。新手缺乏跑步经验或是长时间休整后复跑，穿着错误类型的跑鞋，严重高足弓或严重扁平足都会使胫骨肌肉撕裂引起小腿前内侧疼痛。

●拉筋步骤示范

Step 1. 内收肌群拉伸

屈膝将两脚掌相对并靠近身体，双手握紧脚掌。将双膝缓慢地向地板靠近。

Step 2. 单腿腘绳肌拉伸

坐姿，一脚弯曲，另一脚伸直，脚尖勾起，双手拉住脚尖，保持背部自然伸直。

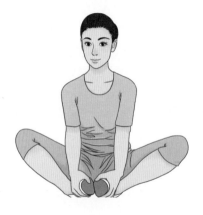

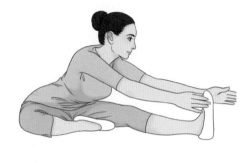

Step 3. 股四头肌拉伸

左侧卧，左腿伸直。将右腿弯曲，右手伸到身后抓住右脚，向身体后侧用力拉。

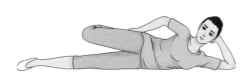

Step 4. 臀大肌（后侧）拉伸

将右脚放到左腿外侧，脚尖方向与左大腿平行。将右腿用力向胸口方向压抱。

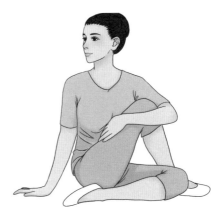

Step 5. 腹部拉伸

俯卧，用双手将上身撑起来，双臂尽量伸直，身体尽量向上仰，保持20秒。

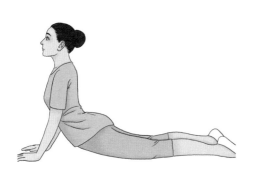

Step 6. 背肌拉伸

单膝跪地，右腿向前做马步。将双手交叠放于胸前，将腰部向前送。

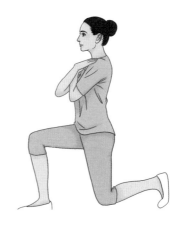

游泳——增强心肺功能，留意肩伤腰痛

每到夏季，游泳便成为人们最喜爱的运动方式之一。游泳的分类多种多样，主要分为实用游泳、竞技游泳和花样游泳；按泳姿来分类又可分为自由泳、蛙泳、蝶泳和仰泳。其中自由泳速度最快，蛙泳姿势比较优美，蝶泳爆发力最强，仰泳最省体力。

大家都知道游泳能增强人的心肺功能，还能减肥、健身美体。此外，游泳还能预防和治疗关节炎等方面的疾病。游泳能改善四肢的血液循环和机体的新陈代谢，对减轻骨组织增生和肌肉酸痛、关节僵直、动作缓慢等很有帮助。目前很多医院及疗养院都采用游泳疗法来治疗关节炎等方面的疾病。游泳有助于全身的血液循环，能使血液里脂肪酶增加，加速胆固醇的分解，从而降低血管管壁沉积物的积存，对防止或减轻动脉硬化和心血管病有良好的作用。游泳时散热快，耗能大，为尽快补充身体散发的热量，以供冷热平衡的需要，神经系统便快速做出反应，使人体新陈代谢加快，增强人体对外界的适应能力，抵御寒冷。经常参与冬泳的人，由于体温调节功能改善，更不容易伤风感冒，还能提高人体内分泌功能，脑垂体功能增加，从而提高对疾病的抵抗力和免疫力。

●游泳常见损伤

游泳运动的损伤部位以腰、肩、膝、踝、颈、腕为主，故有游泳肩、蛙泳膝、游泳踝等名称。由于水的浮力作用，游泳运动损伤的发病率比其他运动项目少。

游泳时无论哪种泳姿都需要腰部肌肉维持身体平衡、控制方向，故腰伤普遍多。仰泳、蝶泳等对肩的要求高，肩的反复旋转、摩擦撞击容易导致肩袖肌、肱二头肌与喙肩韧带损伤，引起肩撞击综合征等疾病。蛙泳的蹬夹水动作中，膝外翻、小腿外展伴外旋情况下突然发力，容易造成膝关节内侧副韧带与半月板损伤，甚至可引起交叉韧带损伤，膝部还容易发生足下滑囊炎。在游泳动作中，踝关节常会处在极度背屈或跖屈位，很容易发生腱鞘炎。

游泳肩

游泳肩表现为肩前方疼痛，多为喙肩韧带与冈上肌肌腱摩擦损伤。喙突、肩峰及喙突肩峰韧带构成坚强的喙肩弓，从后、上、前三面保护肱骨头和肩袖，使其免遭直接损伤。游泳运动中，肩袖组织反复伸屈摩擦、损伤和撞击，可导致撞击综合征。

游泳膝

游泳膝表现为膝关节内侧疼痛，主要是由膝关节内侧副韧带损伤所引起。当游泳运动员足内侧用力过猛，或当站立时突然强大外力撞击膝关节外侧，以及频繁快速的强力伸屈运动，均可造成此种损伤。

腰部损伤

运动员在蝶泳训练中，其身体的位置和运动幅度决定四肢划水的效果，而身体则依靠其背腹两侧肌的肌力发挥作用，在某种程度上保持动力性平衡。但分布在每个脊椎附件上的短小、腱样的骶棘肌所组成的腰背伸肌的肌力远不及较厚的腹侧屈肌肌力，在蝶泳损伤的原因促发下，必然会破坏这种动力性平衡，使骶棘肌群承受过多的负荷，随着运动量或运动强度的增大，该肌群损伤的机会也会增多。

抽筋

抽筋即肌肉痉挛，是肌肉不自主的强制收缩。游泳时，特别是冬泳时身体各部肌肉都有可能发生抽筋。最易发生肌肉痉挛的部位有大腿、小腿，其次是手指、上骨、颈部，有时胃部和腹部也可能发生肌肉痉挛现象。人在水中如果发生了痉挛，就会出现局部肌肉剧痛，肌肉僵硬，动弹不得，导致手脚不听使唤，整个动作失调，极易发生呛水和溺水事故。

●拉筋步骤示范

Step 1. 胸锁乳突肌拉伸

右手放在头部右侧耳朵上方，将头部向左侧推动，复位，反复几次。

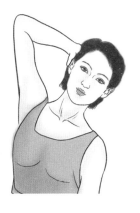

Step 2. 肩胛伸展

一只手臂横过胸前，与地面平行，另一只手把手臂往另一侧的肩膀拉近。

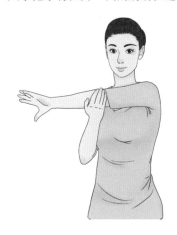

Step 3. 肱三头肌拉伸

一手置于头后，手肘朝上，用另一手把手肘往下压。

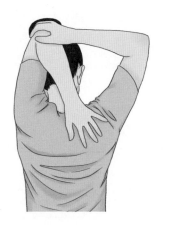

Step 4. 肱二头肌拉伸

坐姿，上身后倾，双手撑住地面，手指向后，将髋部向前慢慢地向前滑动。

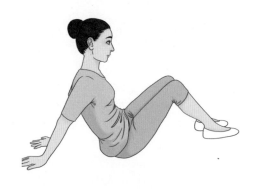

Step 5. 臀大肌（后侧）拉伸

将右脚放在左腿外侧，脚尖方向与大腿平行，将右腿用力向胸口方向压抱。

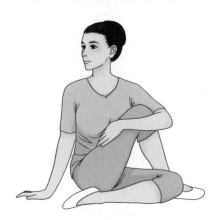

Step 6. 股四头肌拉伸

背对桌子站立，将左脚背置于桌面，髋部向后倾斜。

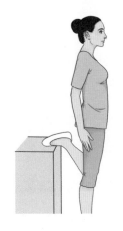

羽毛球——快速移动时，避免手肘膝盖受伤

羽毛球运动是一项老少皆宜的健身运动，运动量可根据个人年龄、体质、运动水平和场地环境的特点而定。

无论是进行有规则的羽毛球比赛还是作为一般性的健身活动，都要在场地上不停地进行脚步移动、跳跃、转体、挥拍，合理地运用各种击球技术和步法将球在场上往返对击，从而增大了上肢、下肢和腰部肌肉的力量，加快了锻炼者全身血液循环，增强了心血管系统和呼吸系统的功能。适量的羽毛球运动能促进青少年增长身高，能培养青少年自信、勇敢、果断等优良的心理素质。老年人和体弱者可作为保健康复的方法进行锻炼，运动量宜小，活动时间以 20 ～ 30 分钟为宜，达到出出汗、弯弯腰、舒展关节的目的，从而增强心血管和神经系统的功能，预防和治疗老年心血管和神经系统方面的疾病。

●羽毛球运动常见损伤

羽毛球运动损伤从组织结构来看，主要有皮肤擦伤以及肌肉、肌腱、关节、韧带和软骨损伤；从部位来看，主要以膝关节、踝关节、肩关节、肘关节和腰部损伤最为多见。

手腕关节损伤

无论是击打、扣杀及吊、挑、推、扑、勾球，都要求手腕后伸和外展的动作，然后手腕快速伸直闪动鞭打击球或手腕由后伸外展到内收，内旋闪动切击球，手腕还不断做出不同角度内、外旋及屈收动作，因而手腕部的三角软骨盘不断受到旋转辗挤易造成损伤。

肩袖损伤

打羽毛球的动作常需要手臂后引，胸舒展，当球落至额前上方击球时，上臂向斜上方抬起，手腕后伸，前臂急速内旋带动手腕屈收鞭打发力。肩关节进行重复无数次这种运动时，使得组成肩袖的四块小肌肉期处于离心性超负荷状态，从而造成肩袖损伤。

膝关节损伤

在羽毛球运动中，经常会出现膝关节反复在短距离内瞬间变向，侧身及前屈、后伸、起跳、跨步、后蹬，膝关节的稳定装置不断承受剧烈拉应力和牵扯力，一旦某个动作不协调或过度用力、过度疲劳，就容易引发膝关节的急性损伤。

肘关节损伤

在羽毛球技术动作中，屈腕、旋前臂的动作比较多。如反手击球动作，它是靠上肢的屈腕肌和旋前肌来完成的。肘关节在 130° ～ 180° 时，伸肌群的合力最集中，外侧韧带也拉得最紧。此时如果用最大的力去做投掷动作，就可能发生损伤。

踝关节损伤

运动中造成踝关节损伤的主要原因是支撑落地脚不稳、技术动作不良、带伤练习、起跳动作错误及准备活动不足等。而在羽毛球运动中，全场移动、跨步支撑、起跳落地都将用到踝关节。

腰肌扭伤

羽毛球运动时，腰部处于不断地过屈（如弓步接吊球，跨步接、搓网前球）或过伸运动中（如扣球、杀球、击后场高球）。重复这些动作时，腰很容易受到损伤。注意力不集中、肌肉过于放松、动作技术错误、准备活动不充分等，这些都容易造成急性腰扭伤的发生。

跟腱断裂

在羽毛球运动中，跨步、起跳击球的动作较多。因此，在运动中，由于强烈的急停、变向或跟腱韧带劳累过度等容易引起跟腱断裂，并且在以下情形容易受伤害：拉力产生过快、斜向之受力方向、受力前以施加外力。虽然跟腱断裂的发生率不高，但是它的重复受伤率却比较高，并且跟腱断裂的发生对羽毛球运动爱好者将会带来诸多不便，并且治疗的时间也比较长。

●拉筋步骤示范

Step 1. 胸大肌上拉伸

两手手掌交叉互握，向上推伸展至最大限度，保持 10 秒。

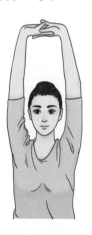

Step 2. 肱三头肌拉伸

站直，一手置于头后，手肘朝上，用另一手把手肘往下压。

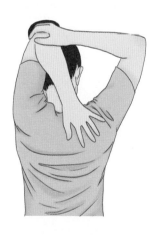

Step 3. 胸侧肌群拉伸

膝盖微弯，一手向上伸直横越头部向外伸展，腰部向外弯曲伸展。

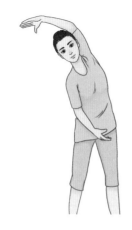

Step 4. 臀大肌（后侧）拉伸

将右脚放在左腿外侧，脚尖方向与大腿平行，将右腿用力向胸口方向压抱。

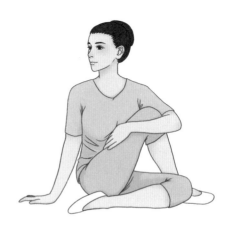

Step 5. 内收肌群拉伸

屈膝将两脚掌相对并靠近身体，双手握紧脚掌。将双膝缓慢地向地板靠近。

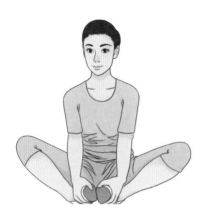

Step 6. 股四头肌拉伸

背对桌子站立，将左脚背置于桌面，髋部向后倾斜。

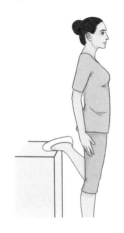

滑雪——强化肢体协调性，避免膝盖拉伤

如今随着人们生活方式的多样化，滑雪的意义已经不只是停留在运动上，而是进一步成为一种健康、时尚的生活方式。作为一项户外运动，滑雪运动最大的魅力在于人们能够从运动中体验到回归自然的感觉。

滑雪是一项全身的运动，能够对神经系统进行全方位的锻炼和提高。滑雪对于人体几乎所有的关节，都能起到比较良好的锻炼作用，激活僵硬的身体，使身体的柔韧性增强。滑雪和跑步、游泳一样属于有氧运动，能够增强心肺功能。

●滑雪运动常见损伤

手腕受伤是单板滑雪中最为常见的，其次是踝关节和膝部受伤。

1. 手腕损伤 向后滑倒时用手臂触地是最常见的情况，特别是对于那些刚刚开始学习如何滑行的初学者。滑雪者失去平衡跌倒又本能地伸出手臂以防身体触地时会损伤手腕。

2. 膝盖损伤 大多的膝部受伤是由于非常极端的硬性撞击或突然的拐角或转弯动作带来的冲击。

3. 踝部损伤 踝部受伤大多发生在侧面的强烈冲撞，还有经常发生在跳跃后脚踝受到压力和反作用力（脚踝扭转）的情况中。

●拉筋步骤示范

Step 1. 股后肌群拉伸

站立，双腿直立，弯腰，双手自然下垂，背部与地面平行。

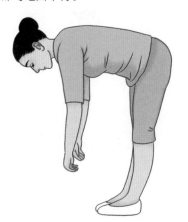

Step 2. 拉阔筋膜张肌拉伸

坐姿，双腿伸直，右手向后撑地，用左肘将右膝盖向左侧压，同时腰向右扭。

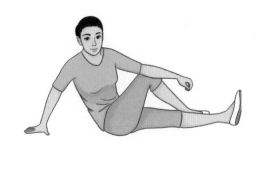

Step 3. 膝关节拉伸

双腿打开与肩同宽，屈膝缓慢下蹲，双臂向前伸直，双手交扣，手心朝外。

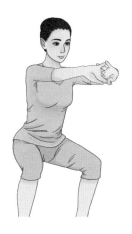

Step 4. 股四头肌拉伸

背对桌子站立将左脚背置于桌面，髋部向后倾斜。

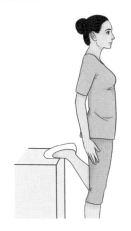

Step 5. 腓肠肌拉伸

弓步站立，前脚弯曲，后脚伸直，脚跟不要抬离地面，重心在后脚。

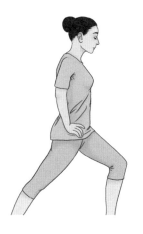

Step 6. 腿侧后方肌群拉伸

站姿，一脚屈膝，另一脚朝前伸直，并将上半身往前倾，双手放在弯曲的膝盖上。

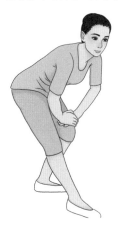

轮滑——地上飞舞，留意下肢疼痛劳损

轮滑运动集健身、娱乐、竞技于一体，是一项充满无穷魅力的新兴体育运动项目，深受广大青少年的喜爱。轮滑运动对身体的平衡能力、柔韧性、应急反应能力和思维都很有益。玩轮滑时膝关节、脚踝关节需要适当用力支撑身体，完成支撑、滑行、转弯等动作，这对关节的支撑能力特别是灵活性有很好的锻炼作用。

●轮滑运动常见损伤

在进行轮滑运动时，很多人都会带上护具，以防摔倒受伤。但是在运动过程中难免会出现其他的运动损伤。

1. 皮肤擦伤 这类伤多发生在手肘、膝、小腿、踝等突出的部位，常由于身体不平衡而摔倒，与地面产生摩擦或滑行速度过快与其他物体发生摩擦而造成。

2. 开放性软组织损伤 常伤及皮下脂肪、肌肉、肌腱甚至到骨。一般由于滑行较快跌倒或跌在带尖、棱角和坚硬的物体上，或者被他人的轮滑鞋碰、碾所伤。

3. 骨折及脱臼 这类伤比较少见，主要由于跌倒时，习惯性用手撑地，造成手部骨折或脱臼。

4. 头部损伤 跌倒时头部着地而呈昏迷状态，轻度的会出现头晕、呕吐等症状。

●拉筋步骤示范

Step 1. 腓肠肌拉伸

弓步站立，前脚弯曲，后脚伸直，保持上身挺直，重心在后脚。

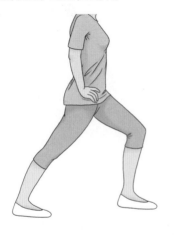

Step 2. 单腿腘绳肌拉伸

坐姿，一脚弯曲，另一脚伸直脚尖勾起，双手拉住脚尖，保持背部自然伸直。

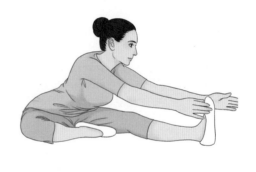

Step3. 髂胫束拉伸

直立，双脚打开与髋部同宽。将一脚跨过另一脚同时再将对侧的手臂高举过头。

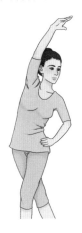

Step4. 内收肌群拉伸

屈膝将两脚掌相对并靠近身体，双手握紧脚掌。将双膝缓慢地向地板靠近。

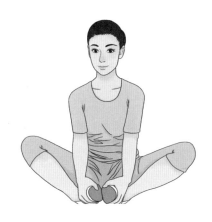

Step5. 臀大肌（后侧）拉伸

将右脚放在左腿外侧，脚尖方向与大腿平行，将右腿用力向胸口方向压抱。

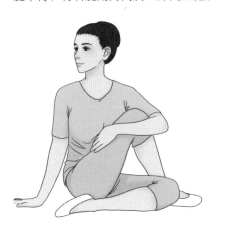

Step6. 比目鱼肌拉伸

身体站直，一脚屈膝，脚趾搁在阶梯或垫高的物体上，上半身往前倾向脚趾。

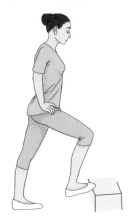

棒球——投手注意肩伤，击者留心腰伤

棒球在国际上开展较为广泛，影响较大，被誉为"竞技与智慧的结合"。棒球在美国和日本是一项热门运动，考验的是运动员的眼力、反应力、爆发力。棒球能够较好的锻炼四肢的协调能力，长期坚持可以起到增强身体抵抗力和免疫力的作用。

● 棒球运动常见损伤

棒球运动较常出现疼痛的部位是肩部和腰部。投者有许多投掷的动作，常会损伤肩部；而击打者有许多击打动作，在挥棒击打时会扭转脊椎和骨盆而导致受伤。

1. **肩部损伤** 肩膀会受伤的原因不外乎就是动作不正确，还有过度使用，造成肩膀过度磨损，导致发炎甚至有撕裂伤等等，通常属于慢性累积的伤害。

2. **腰部损伤** 棒球多为单侧运动，我们都会用惯用手投球和击打，所以很容易发生左右两边肌肉不平衡，严重者导致脊椎侧弯，长久下来腰背部的负担就会很重，导致腰酸或者疼痛。

3. **腿部损伤** 腿部拉伤常发生在瞬间的快速冲刺，例如要快速位移接一个滚地球，而拉伤"鼠蹊部"，也就是跨下拉伤，或者是击者击出球后快速地往一垒冲刺而造成拉伤。

4. **腕部损伤** 手腕受伤的状况很多，可能是扑球扭到，或者打击的时候"挤到"。

● 拉筋步骤示范

Step 1. 肩胛伸展

一只手臂横过胸前，与地面平行，另一只手把手臂往另一侧的肩膀拉近。

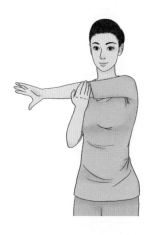

Step 2. 背部肌群拉伸

双手交叉抓住膝盖后面，渐渐挺起上半身，直到上背部和肩膀觉得紧绷为止。

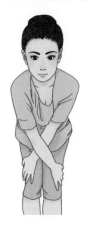

Step 3. 前三角肌拉伸

身体站直，双手于背后交扣，然后慢慢把手臂往上抬。

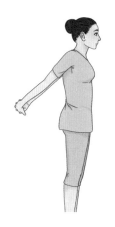

Step 4. 手臂拉伸

四肢着地跪姿，前臂朝前，手指朝后，然后慢慢地把身体往后移动。

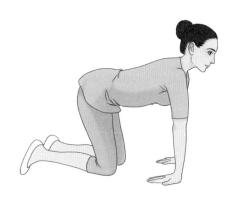

Step 5. 肱三头肌拉伸

站直，一手置于头后，手肘朝上，用另一手把手肘往下压。

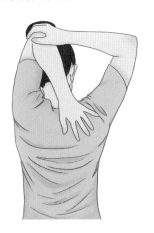

Step 6. 腿侧后方肌群拉伸

一脚屈膝，另一脚朝前伸直，上半身前倾，背部平直，双手放在弯曲的膝盖上。

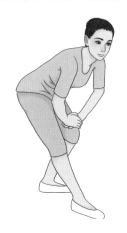

排球——四肢协调配合，当心肩、腕部损伤

排球运动作为世界三大赛事之一，以其形式的多样性、技术的全面性、高度的技巧性、激烈的对抗性、严密的集体性及轻松的娱乐性等特点深受国人的喜爱。

排球运动的弹跳除了能锻炼腿部肌肉，让腿部没有赘肉，腰部更健美外，还能很好地锻炼臀部肌肉，练就美臀。排球运动对肌肉的锻炼能改进肌肉力量，使肌肉匀称有力，促进身体的灵活性和协调性。经常打排球可以自我修复脊椎，减轻对心脏和肺部肌肉的压迫，提高心肺功能。

●排球运动常见损伤

排球运动常需要四肢协调配合，其运动损伤多发生于肩部和腕部，其次腰部和膝盖的损伤也较为常见。

1. 肩关节损伤

肩锁关节损伤

肩锁关节的功能主要是使肩胛骨上提和下降。摔倒时肩外侧着地，可造成肩锁关节脱位。肩锁关节损伤表现为肩部疼痛，锁骨远端上翘，肩活动受限。

盂肱关节损伤

运动员在击球或发球时，肩关节极度的外展和外旋，上臂后伸，造成肱骨头的顶压，致使前关节囊和韧带以及盂唇软骨的损伤，外力继续作用可使肱骨头向前脱位。在肩关节前方出现直接外力的情况下，如防守过程中肩关节过度伸展时肩前方触地，可出现肩关节后脱位。

肩袖损伤

肩袖损伤的发生主要是由于肱骨头反复的超常范围的急剧转动（特别是肩外展），劳损和牵扯并与肩峰和喙肩韧带不断摩擦所致。排球中的拦网、发球、击球和救球极易造成该损伤。肩袖损伤主要表现为肩痛，活动限制，肌肉痉挛和萎缩。

2. 腕手部损伤

舟状骨骨折

　　舟状骨骨折多由摔倒撑地动作造成，如排球中鱼跃救球时跌倒。其主要表现为腕部拇指一侧痛，腕部向掌背伸展时疼痛，"鼻烟窝"局部出现肿胀。

指间关节扭挫伤和脱位

　　排球中拦网时，要求五指分开，因此每个手指都易损伤。运动员起跳晚，拦网时手会低于球，手指易于脱位，出现指骨扭伤或锤状指，第一和第五指骨最易损伤和脱位。指间关节损伤主要表现为受伤的指关节疼痛和肿胀，拦网时疼痛明显。

腰椎损伤

　　扣球中需要腰部快速地由过度伸展到屈曲，下腰部常处于易受伤的姿势。运动员半蹲时臂部向前伸展，一些爆发性动作，如救球、重复击球，均可导致腰部损伤。

●拉筋步骤示范

Step 1. 肩胛拉伸

一只手臂横过胸前，与地面平行，另一只手把手臂往另一侧的肩膀拉近。

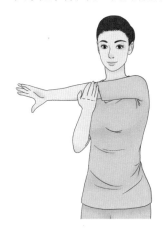

Step 2. 上背部拉伸

手指交扣，掌心向外，将双手抬至胸前并伸直手臂，锁住手肘并将肩部向前推出。

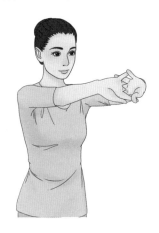

Step3. 小腿和足部拉伸

双膝跪地，慢慢将臀部后移，脚趾支撑地面，臀部坐在双脚后跟上。

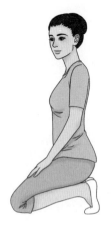

Step4. 臀部和髂胫束拉伸

仰卧，左脚脚踝放置在右膝盖上方。然后保持"4"字形状姿势。

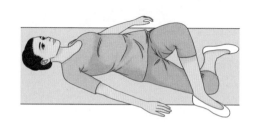

Step5. 双腿腘绳肌拉伸

双腿伸直，双脚前伸，双手尽量抓住脚背，下背部弯曲使腹部靠近大腿。

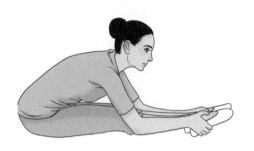

Step6. 手臂拉伸

四肢着地跪姿，前臂朝前，手指朝后，然后慢慢地把身体往后移动。

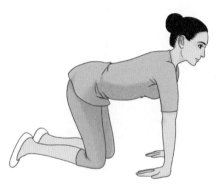

第六章

日益盛行的拉筋
秘术——经络瑜伽

　　在传统瑜伽中有许多伸展和拉筋动作，拉筋可使筋变柔，令脊椎上的错位得以复位，于是"骨正筋柔，气血自流"。经络瑜伽则结合了传统瑜伽和拉筋的特点，通过独特的瑜伽动作作用于全身的经络，调整内分泌，改善淋巴和血液循环，促进机体新陈代谢，增强人体免疫力。走进经络瑜伽，一起净化我们的心灵，让我们塑造出最美的自己。

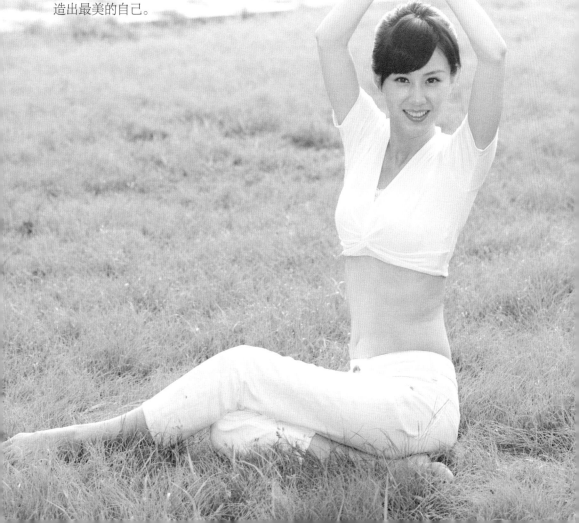

令你容光焕发的清晨瑜伽

在清晨，人们可以先做几个回合的瑜伽呼吸：横膈膜呼吸法、单鼻孔呼吸法。完成呼吸练习之后，休息 5 分钟，然后以简单、伸展为主要原则，以消除身体僵硬感、恢复精力为目的进入下面的瑜伽姿势练习。

步骤

Step 1

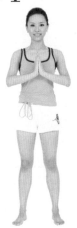

直立，两脚打开，与肩同宽，双手于胸前合十，调整呼吸，使身心平静。

Step 2

吸气，向上伸展双臂，身体后仰，注意髋关节往前推，这样可以减少腰部压力，双腿伸直，放松颈部。

Step 3

吐气，向前屈体，手掌下压，上身尽可能接近腿部，可稍弯曲双膝。注意放松肩膀、颈部和脸部。

Step 4

吸气，放低髋部，脚背着地，保持双脚并拢，肩下压，上半身后仰，往上和往后看。

Step 5

保持呼吸，右腿退后，使身体在同一直线上，用两手和脚趾支撑全身，腹部和腿部要尽量伸展、收紧，肩下压。

Step 6

吐气，使膝盖着地，然后放低胸部和下巴，保持髋部抬高。注意放松腰部和伸展胸部。

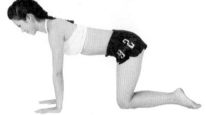

Step 7

吸气，右腿
往后伸直，
初学时也可
膝盖着地，
左腿膝盖弯
曲，伸展脊
柱，往前看。

Step 8

吸气，左脚往前迈一步，两手置于左脚
两边，右腿往后伸展，往前看。

Step 9

吐气，两脚并拢，身体慢慢往前弯，两
手置于地面或腿部。

Step 10

吐气，慢慢还原成直立。

Step 11

吸气，两手臂向前伸展，然后身体从髋
部开始慢慢后仰。

Step 12

吐气，抬高髋
部，使身体呈
倒"v"形，试
着将脚跟和肩
膀下压。

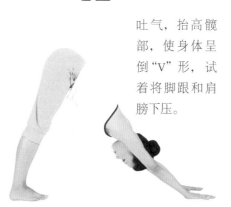

塑形展臂式瑜伽

　　女性朋友都渴望拥有魔鬼般的身材，真正成为有魅力的现代时尚女郎。只要每天抽出一点时间，并持之以恒，不管是长期伏案工作的白领丽人，还是整天忙前忙后的家庭主妇，展臂式瑜伽都可以让你尽情享受美丽。

步骤

Step 1

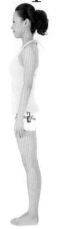

两脚并拢站好，两手放于身体两侧，大脚趾微微分开，头部放松，面向前方。

Step 2

两手腕相交于腹前，手心向内。集中精力，内心平和。

Step 3

深深吸气，两手慢慢上举，延伸至头顶，脸朝上，眼看上方。体会胸部的扩张感，肺活量增大了，吸入了更多的氧。

Step 4

呼气，两手分开，从旁慢慢放下，放于体侧。

Step 5

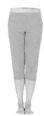

深深吸气，两手从旁上举，举至头顶，两手腕腹前相交，脸朝上，眼看上方。再次体会胸部的扩张感，肺活量增大了，吸入了更多的氧。

Step 6

呼气，两手臂从前放下，放于腹前，完成一个回合。

消除疲劳的四种经络瑜伽

随着现代社会生活节奏的加快、工作压力的增加，越来越多的人处于亚健康状态，尤其以疲劳感更为明显。消除疲劳的方式有很多，经络瑜伽不仅能舒展我们疲惫的身躯，还能达到锻炼身体的目的，可谓一举两得。

步骤

Step 摩天式

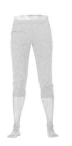

(1)站姿，两脚分开。

(2)吸气，踮脚尖，两手臂交叠，举过头顶向上伸展身体。

(3)呼气，脚跟慢慢着地，向后延展背部。

(4)吸气，提脚跟向上抬起身体。

(5)呼气，手臂侧平举打开。

Step 2 　舞蹈式

(1)两脚并拢，目视前方地面，抬右脚用右手握住。

(2)保持姿势6次呼吸。

(3)吸气，左手扶住固定的物体，如墙壁，形成舞蹈式。

(4)保持姿势，时间以感觉舒适为限度。

(5)右脚放回地面，慢慢放下手臂，正常呼吸。换对侧，重复练习。

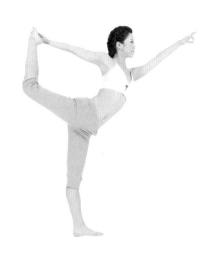

Step 3　门闩式

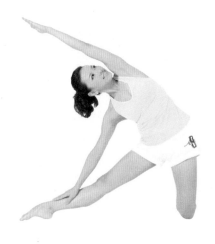

(1) 双膝跪地，将右脚伸向右方，右脚与左膝一线。

(2) 吸气，双臂向两侧平举，与地面平行；呼气，躯干和右臂屈向右腿，头放松，身体保持在一个平面上，不要扭动。

(3) 保持姿势1分钟；吸气，放直身体；呼气，放松手臂。换对侧，重复练习。

Step 4　头部放松式

(1) 坐姿，弯曲左膝，将左脚掌贴近右大腿，左脚跟贴近会阴处。右腿弯曲向后，右小腿靠近右大腿和臀部。

(2) 吸气，抬高双臂，双手交叉抱住后脑勺。眼睛看向腹部，感受身体向上挺拔延伸，保持手肘和手臂所成的直线与地面保持平行。

(3) 呼气，收回双臂，交叉抱于胸前，左手扶右肩，右手扶左肩。头部后仰，感受颈部前侧的拉伸。保持5~8个呼吸的时间后，缓慢收回头部，放下双臂，换腿练习。

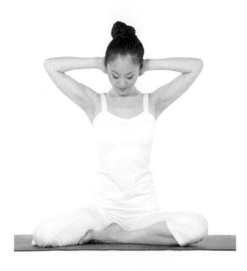

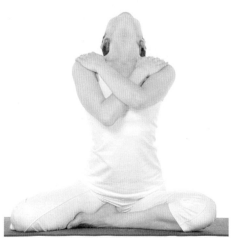

防治肠胃病的三种经络瑜伽

据世界卫生组织统计，胃病在人群中发病率高达80%。从人们日常的生活习惯不难看出，肠胃病的高发病率与人们的饮食习惯有很大的关系。三餐不定时，暴饮暴食，应酬时大鱼大肉、肥甘厚腻，烟酒不离身等等，这些因素使人难逃肠胃病的折磨。

要保护好胃肠，除了注意合理饮食外，还可以练习这三种经络瑜伽动作来调整肠胃功能，预防胃肠疾病。

步骤

Step 1 　　 V字式

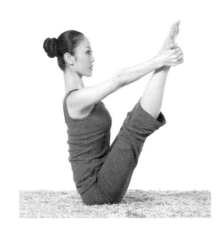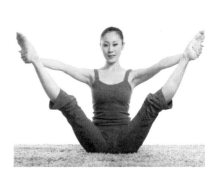

此式可排除胀气，强化胃肠机能，舒缓胃痛及紧张的压力。

(1)坐在垫子上，双膝弯曲，脚板向上勾起，手臂抱住双膝，双手分别抓住两脚脚板。

(2)吸气，保持身体中正，以尾骨支撑全身的重量，双手抓住双脚板慢慢向上抬起。

(3)呼气，将两腿继续向上抬起，使双腿向上伸直，注意双膝不要弯曲，保持绷直的状态，腰背继续保持挺直，保持1个呼吸的时间。

(4)再次呼气，将绷直的双腿慢慢打开呈V字形，感觉双腿打开有难度的可将手向下移动握住脚踝或小腿的部位，但要保持双腿和腰背的挺直状态，打开至最大限处时，保持2～3个呼吸的时间。慢慢放松，恢复到基本坐姿。

Step 2 炮弹式

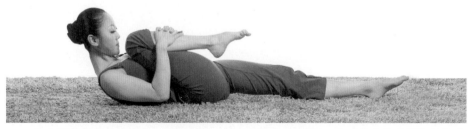

此式可缓解胃部的痉挛，解除胃肠不适，促进血液循环，亦可使腹部及腰部的肌肉放松，调整身体久坐后所产生的不适感，同时还能使腰围纤细。

(1)仰卧，掌心朝下置于身体两侧，双腿伸直，放松身体。

(2)吸气，右膝弯曲收起，大腿贴近腹部。髋部不要离地，上身下压，不要抬起。

(3)呼气，双手交叉抱住右膝，尽量将大腿往腹部拉，整个身体感受到水平线上的伸展，保持2～3个呼吸左右的时间。

(4)再次呼气时，头抬起，下巴贴近右膝，让右大腿贴近腹部，左腿不要离地，继续下压伸直，保持2～3个呼吸的时间。吸气还原，换左腿重复练习。

Step 3 骑马式

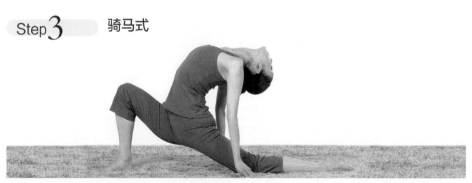

此式可舒缓紧张性胃痛，亦可消除胁腹部赘肉，使腰围纤细，同时也能平衡、矫正长期不良坐姿所导致的脊椎侧弯。

(1)跪姿直立，吸气时胸腔前推，右腿弯曲向前迈出成弓步，膝盖不要超过脚尖；手臂弯曲，掌心贴于右膝上。

(2)保持腰背与地面垂直，手臂伸直，指尖向下；呼气时，臀部收紧，身体向下压，让指尖尽量贴近地面，使髋部有拉伸感，保持1个呼吸的时间。

(3)再次呼气时，髋部下压，身体慢慢弯曲向后，保持3个呼吸的时间。

(4)吸气，身体慢慢恢复到跪姿；呼气时身体前俯，臀部坐到脚跟上，休息片刻，再换腿进行练习。

经络瑜伽消除肩颈痛

长期在办公室工作的人们常常会觉得肩膀肌肉发紧，脖子也常常容易扭痛，其原因在于关节、肌肉缺少运动，血液循环不良。长时间保持同样姿势，很容易造成肌肉缺血、缺氧而疲劳，严重时还有可能会演变成慢性损伤，所以办公室一族千万不能掉以轻心。

为了避免被肩颈僵痛缠上身，除了保持正确的坐姿和适度的休息外，还可以进行一些适量的舒筋活络的运动或按摩手法来调整身心，如拉筋或经络瑜伽都是不错的选择。日常生活中不妨多学几招治疗肩颈痛的瑜伽来缓解肩颈疼痛。

步骤

Step 1　　骆驼式

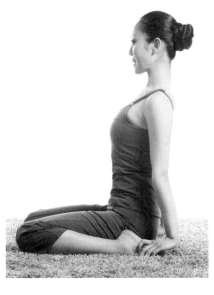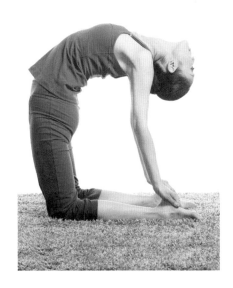

(1) 跪在垫子上，腰背挺直，臀部坐于脚跟上。

(2) 吸气，双膝微微打开，上身立起，用右手去抓右脚掌，左手去抓左脚掌。注意保持身体平衡。

(3) 呼气时，双手撑住脚跟，胸部向上延伸，髋部朝前推，身体慢慢向后仰；头部放松，自然下垂，不要下吊，也不要紧绷，保持3~5个呼吸的时间。

Step 2　　蝗虫式

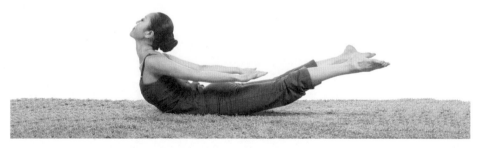

（1）俯卧在垫子上，头部摆正，下颌贴地；双脚并拢向后伸直，脚心朝上；两臂向后伸直抬起，十指相握。

（2）吸气，尾骨内收，慢慢抬起上半身，胸口离地；双肩向外打开，双臂伸直。

（3）呼气，头部向后仰，胸部、双脚同时向上提起，保持1个呼吸的时间。

（4）再次呼气时，双手打开，两臂对称伸直，掌心朝下，指尖指向正后方，进一步延伸手脚和脊椎，保持姿势2个呼吸的时间。

Step 3　　双角式

（1）站姿，分开双腿约两个肩宽，脚尖向前。双手背后交叉握紧，微微扩张肩部，打开胸部。

（2）吸气，抬头，挺胸，胸口向上伸展打开。呼气，身体缓慢地向前、向下伸展，背部变得柔软而纤长，手臂在身后伸直，感觉颈椎、腰椎、尾椎在延展中变得轻松。

（3）继续呼吸，呼气时，手部向前伸展到地面，前额和头顶的部分轻轻落在垫子上。保持5～8次呼吸，感受腹部的起伏。

（4）吸气，缓慢抬起头部，手部在背后不要松开，同头部一起，带动身体慢慢回复，脊椎正一节一节地向上伸展还原。

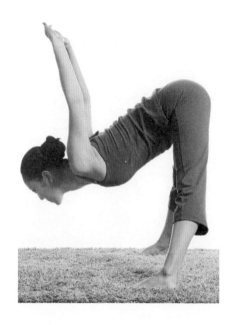

Step4　眼镜蛇式

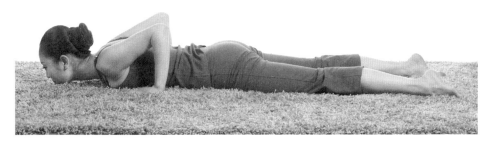

(1)俯卧，肘部弯曲，掌心撑于胸口两侧；头部摆正，下颌贴地，双腿打开与髋部同宽。

(2)吸气，由头部开始，颈部、双肩、胸、腹依次向上抬起，让脊柱一节节地舒展，用腹肌力量而不是用臂力。

(3)收紧臀部，下颚慢慢抬高呼气，颈椎、双肩、胸、腹进一步向后弯曲，保持3~5个呼吸的时间。吸气时恢复到开始的姿势，重复练习2~3次。

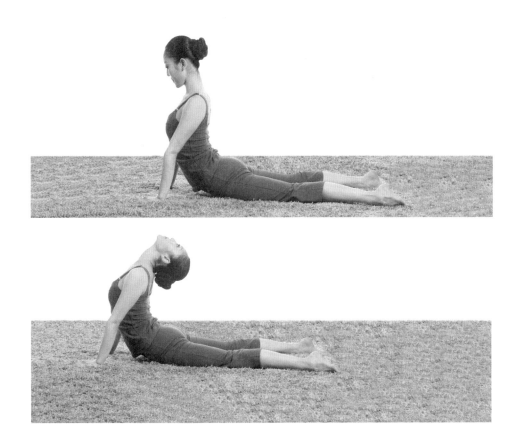

孕妇瑜伽，一场身心的"较量"

　　孕妇练习瑜伽可以增强体力和肌肉张力，增强身体的平衡感，提高整个肌肉组织的柔韧度和灵活度。同时还能刺激控制荷尔蒙分泌的腺体，加速血液循环，很好地控制呼吸。此外，针对腹部练习的瑜伽可以帮助产后重塑身材。各种瑜伽练习相互协同，共同帮助孕妇培养精神之爱及智慧，从而开发诸如自律、耐心、宽容、平静、自我牺牲等品质，由此让孕妇在身心上做好迎接分娩和抚养孩子的诸多准备，帮助孕妇顺利度过孕期。

Step 1　桥式

(1) 仰卧在垫子上，注意腰背部、臀部紧贴地面，不要左右扭动。眼睛看向天空，脚尖绷直。

(2) 双腿屈膝，脚跟放在靠近臀部的位置，双脚平行，打开与肩同宽。伸展体侧，肩部触地，肩胛骨收拢，坐骨触地，使下背部保持自然状态。

(3) 吸气，双脚压地，臀部内收向上提起，手臂往体内微微收拢，肩胛骨内收挺起胸部，自然呼吸。

(4) 呼气时，双手交叉相握，手臂用力下压，进一步抬高臀部、胸部，保持5～8个呼吸的时间。呼气，缓慢放下臀部、放平身体，躺在垫子上休息。

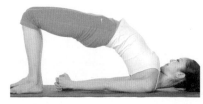

Step 2　猫式

(1) 跪姿，双膝微微分开；臀部收紧，大腿绷直，与地面保持垂直；双臂伸直撑地，与地面垂直。

(2) 吸气，慢慢地将盆骨翘高，腰部向下压，使背部脊椎呈曲线状；肩膀下垂，便于脊椎的伸展；头部慢慢抬起，眼望前方，保持3～5个呼吸的时间。

(3) 呼气，腹部收紧，慢慢将背部向上拱起，带动脸向下方，注视大腿的位置，感受背部的伸展，保持3～5个呼吸的时间。

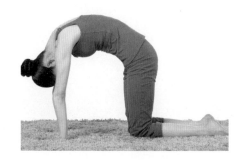

Step 3 　　战士一式

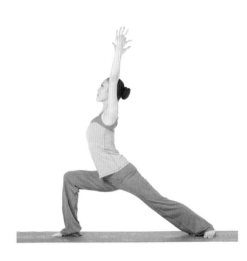

(1) 脚掌平行以正位站立，手臂自然垂落于体侧。脊椎往上延伸、拉高，腰背挺直，肩放平，胸腔微微打开，收紧上下臂。

(2) 吸气，右脚向前迈出一大步，脚尖朝前，左脚跟稍向外旋转，稳定住身体。

(3) 呼气，右腿膝盖弯曲呈90度；吸气，双臂向上伸直，十指打开，保持3~5个呼吸的时间。

Step 4 　　英雄伸臂式

(1) 完成英雄式的坐姿，双手放在大腿上，脊椎向上充分伸展，臀部稳稳坐在双脚脚跟之间。

(2) 吸气，双手十指交叉相握，翻转手心，手心向外，双臂向前伸直。身体保持不动，脊柱继续平直伸展，髋部也继续打开轻轻下压。

(3) 再次吸气，双臂上举，手臂与耳朵保持平行，掌心向上带动上半身往天空方向伸展。保持5~8个呼吸的时间，呼气放松手臂，还原身体。改变手指交叉方向，重复练习。

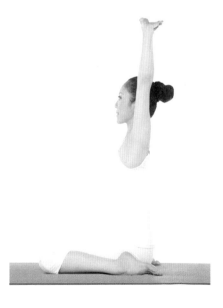

Step5　新月式

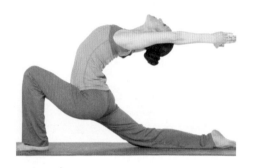

(1) 站姿预备，吸气，左脚弯曲，向前迈出一大步，右脚伸直，成弓步；呼气，身弯曲向前，腹部紧贴左前腿，双手撑地，背部保持平直，向前延伸。

(2) 吸气，上身伸直，双手置于髋部，帮助髋部保持水平，并保持2~3个呼吸的时间。

(3) 吸气，双臂上举过头顶，贴近双耳，扩张肩部和胸部，手臂伸直带动身体向上继续延伸脊柱，自然呼吸。

(4) 呼气，上身往后仰，髋部、腿部保持不动，体会脊椎后侧的挤压感，胸部和肩部得到完全地扩张伸展，停留5~8个呼吸的时间。双手带动上身缓慢回复，调整呼吸后，换腿练习。

Step6　三角伸展式

(1) 站立，双脚并拢，双臂自然垂于体侧，掌心向内，腰背挺直，目视前方。

(2) 双腿左右尽量分开，脚尖向前，略朝外展。吸气，双臂侧平举，与肩膀呈一条直线，膝部绷直。

(3) 呼气，双臂带动身体向右侧弯腰至极限，右手触碰右脚脚踝，右脚尖右转，目视前方，整个身体保持在同一个平面上。

(4) 吸气，起身，恢复双臂侧平举姿势，换另一侧进行练习。

(5) 呼气，双臂带动身体向左侧弯腰至极限，左手触碰左脚脚踝，左脚尖左转，目视前方，整个身体保持在同一个平面上。

(6) 呼气，收拢双腿，双臂自然下垂，身体恢复至初始姿势。

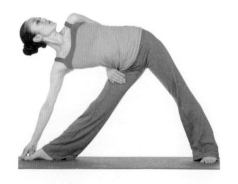

第七章

亚健康按摩法
+日常误区解读

　　当亚健康状态积累到一定程度时，便转化为疾病；反之，若采取有效措施正确防治，则可以恢复健康。我国传统医学在很早就有了对亚健康的认识，从古流传至今的推拿按摩法越来越为大众所接受，其保健功效也深入人心。此外，生活中的一些误区也会导致人体逐渐步入亚健康状态，因此要正确认识这些误区，避免出现亚健康状态。

适当按摩，轻松面对亚健康

受伤后身体所感受到的痛苦与不适，会让人们出于本能地用手抚摸、按压体表损伤或病痛部位，以便在一定程度上抑制或缓解这些疼痛，久而久之就逐步演化为后来的按摩之术。要改善人体的亚健康状态，除了采用前面所述的拉筋方法以外，还可以借助按摩手法来改善。临床实践表明，按摩一般有以下五大功效：

●功效

平衡阴阳，调整脏腑

阴阳失调便会引发脏腑功能的紊乱，从而导致疾病的发生。按摩能够调整脏腑的功能，使之达到阴阳平衡。实践证明，强而快的按摩手法能够引起神经和肌肉的兴奋；轻而缓的按摩手法则可以抑制神经、肌肉的功能活动。

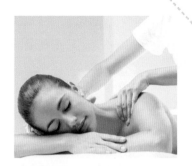

疏通经络，调和气血

当经络不通时，机体便会出现疾病，通过按摩，可以使经络疏通、气血流通，进而消除疾病。年过四十，还能够每日坚持自我按摩的话，可以降低血液当中的尿酸，防止血小板聚集，从而预防脑血栓等疾病。

扶正祛邪，增强体质

经常进行自我按摩，能够使苍白、松弛、干燥的面部皮肤变得红润并且富有弹性；令肥胖者的身体变得灵活；使瘦弱者体重增加、身体强健；使肺气肿患者的呼吸功能得以改善，提高机体免疫能力，进而减少发病。

强壮筋骨，通利关节

骨伤疾患会直接影响到运动系统功能，自我按摩能够强健筋骨。经常对肾俞、关元等穴位进行按摩，能够补肾强骨，令全身筋骨强健、关节灵活。

活血化瘀，消肿止痛，松解粘连

实践证明，在病变的关节部位进行按摩，可以促进关节滑液的代谢，增强关节囊和关节的韧性。如肩周炎患者经过自我按摩并配合肩关节的运动后，能够松解关节周围的粘连，消除局部疼痛而痊愈。

●头部保健按摩法

Step 1

双手十指张开，按压头皮1分钟，以局部有酸胀感为宜。

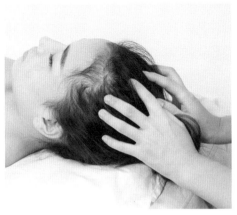

Step 2

拇指指腹揉按风池穴1分钟，再分别按压两侧后发际线1分钟。

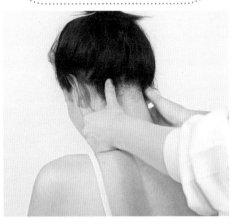

Step 3

拇指指腹放于百会穴上，适当用力压揉1分钟。

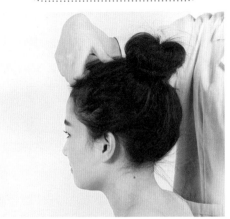

Step 4

拇指指腹揉按头维穴，力度由轻渐重，揉按1~2分钟。

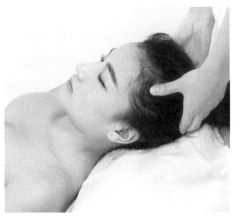

●颈肩保健按摩法

Step**1**

以掌根揉按后颈项部肌肉3分钟，力度由轻渐重。

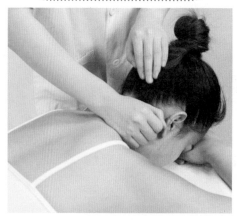

Step**2**

用食指按揉后发际线至耳部发际线2～3分钟，力度由轻渐重。

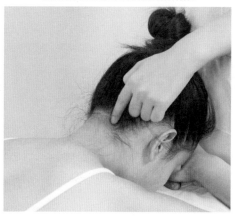

Step**3**

拇指和其余四指成钳形拿捏后颈部肌肉30次，再按揉风池穴30次。

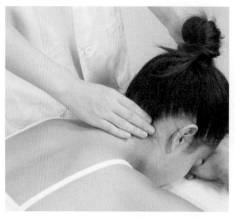

Step**4**

将双手大拇指与其余四指成钳形拿捏肩部肌肉，揉捏3分钟。

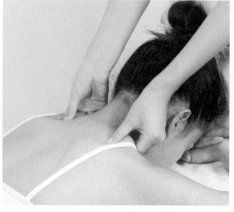

●手部保健按摩法

Step1

拇指指腹放于曲池穴上，由轻渐重，用力压揉5分钟。

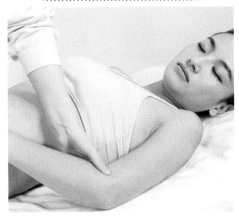

Step2

以拇指指腹由手肘至手腕部用力压揉5分钟，以局部酸胀为宜。

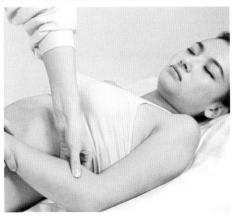

Step3

拇指放于合谷穴上，食指顶于掌面，由轻渐重掐压3分钟。

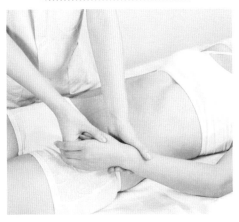

Step4

用拇指指腹按揉内关穴1～2分钟，力度适中。

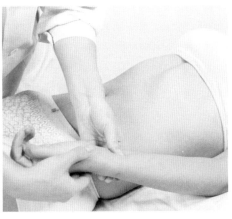

●腰背保健按摩法

Step 1

将手掌放于八髎穴上，用力搓揉
3～5分钟，以局部透热为宜。

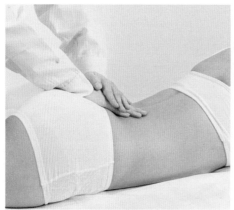

Step 2

双手分别置于腰部揉按2分钟，
再以拇指着力揉按肾俞穴2分钟。

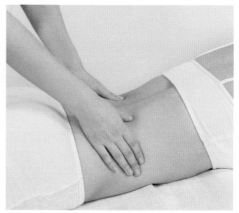

Step 3

双手拇指分别从肩部沿脊柱点按
至腰部2分钟，以有酸胀感为宜。

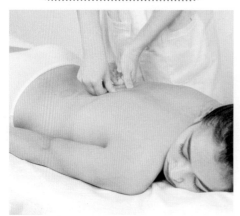

Step 4

双手手掌从腰部一侧推擦至另一
侧3分钟，以局部有温热感为宜。

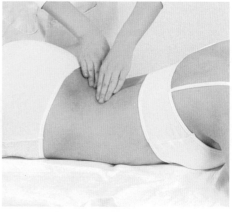

●下肢保健按摩法

Step1

双手掌心搓热，覆盖在膝关节处，揉搓 20 次，再捏揉 1 ~ 2 分钟。

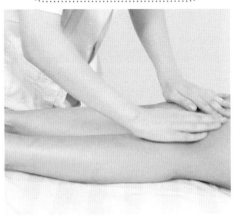

Step2

将拇指与其余四指相对成钳形拿捏小腿，由轻渐重拿捏 3 ~ 5 分钟。

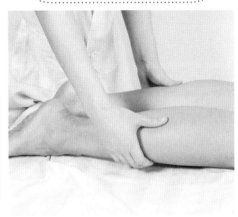

Step3

搓热双手掌心后，迅速覆盖在小腿外侧，以顺时针方向轻摩 50 次。

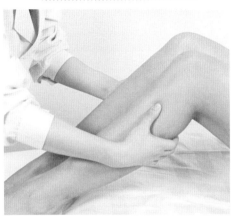

Step4

双手大拇指从小腿腘窝处压揉至足后跟，用力压揉 3 分钟。

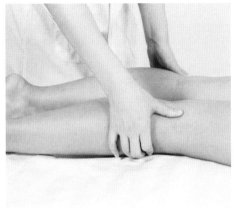

日常生活中的几个误区解读

｜误区一："舒服姿势"看电视

日常生活中，不论是年轻人还是老年人都时常会有颈肩痛、小腹凸、腰背痛等困扰。其实，造成这种结果的很大一部分原因是不经意间保持的"舒服姿势"引起的。

●错误 1：侧身躺着看电视

拿起遥控器蜷在沙发上侧躺着看喜欢的电视节目，是很多人的最爱。但这样的放松不仅会压迫胃部，造成消化不良，而且对颈、腰椎也是一种力学性的伤害。支撑头部重量的主要是颈部肌肉，侧头看电视使头部过多的重量作用于脊柱小关节的软骨上，会出现类似落枕的症状，这是肌肉和韧带的急性损伤。此外，还会挤压肩部，加重肩部负担。

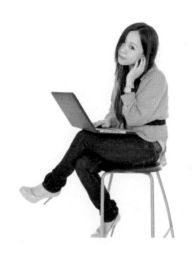

●错误 2：跷二郎腿

跷二郎腿常被认为是一个既放松又耍酷的姿势，但结果却是适得其反。其一，跷二郎腿时把原本可由两条腿负重变为单靠一条腿来支撑，时间一长易造成腰椎与胸椎压力分布不均而出现脊柱变形，诱发腰椎间盘突出。其二，跷二郎腿会压迫到受压侧大腿内侧感觉的股神经，如果经常对股神经进行压迫，容易让人感觉麻痹。其三，跷二郎腿时，被垫压的膝盖受到压迫，易影响下肢血液循环。

●正确做法：坐起来看电视

坐起来看电视，不仅对肩部有好处，还不会损伤眼睛。另外可以在腰部垫一个靠垫，可以保持脊柱直立，减轻对脊柱肌肉的损伤。

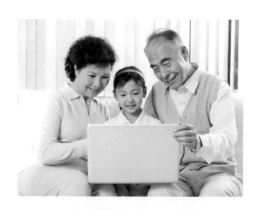

| 误区二：膝盖一痛就马上带护膝

膝盖是人体一个极其重要的部位，同时又是一个非常脆弱又容易受伤的部位，当其受伤时，极其疼痛且恢复较慢，甚至有的人会出现下雨阴天就隐隐作痛的症状。而护膝作为一种保护膝盖的工具，被人们广泛使用着。

护膝的两个作用：支撑和保温。膝关节是上下腿骨交汇的地方，中间有半月板，前面有髌骨，髌骨由两条肌肉拉伸，悬浮在腿骨交汇处之前，非常容易滑动。因而使用具有支撑作用的护膝，可以防治因膝关节承受过多压力和剧烈运动而引起的膝关节疾病。膝盖又是非常容易受凉的部位，很多膝关节的疾病都与膝盖受凉有关，使用保暖用的护膝，则可以很好地防治膝盖因受凉而引起的膝关节疾病。

●错误1：一直戴着护膝

护膝只是用来治疗疾病的一种辅助道具，常被用于支撑身体重量的肌肉。随着肌肉的恢复，要逐渐减少戴护膝的时间，如果过于依赖护膝，会使肌肉本身变得越来越衰弱。

●错误2：用保暖护膝作辅助工具

护膝有两种，一种是保暖的，一种是起支撑作用的。保暖用的护膝，几乎没有支撑力量，不能作为肌肉的辅助用具使用。

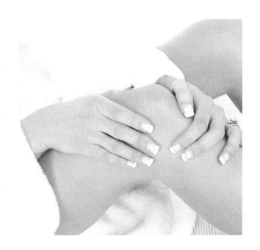

●正确做法：以支撑关节为目的使用护膝

以治疗为目的的护膝，可以起到支撑关节的作用。在足以支撑身体重量的肌肉还没有长好之前，可以作为辅助用具使用，但膝盖的活动范围就会受到限制。

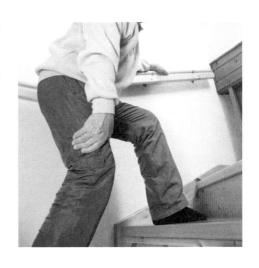

| 误区三：睡觉时在膝盖下面垫枕头

一天当中，我们身心最放松的状态莫过于睡觉的时候。如果睡觉时姿势不正确，容易引起身体的不适，轻则疼痛，重则疾病。什么样的姿势睡觉才正确呢？让我们听听专家怎么说吧。

●错误1：抬高膝盖睡觉

适当抬高膝盖睡觉，会感觉很舒服，但如果膝盖抬得过高，腰部会感到轻松，但膝盖却会变得不舒服。因为膝盖在伸直的状态下，下肢血液循环比较流畅，可顺利到达微血管。但膝盖在弯曲的状态下，膝盖部位的血管就会由于受到压迫而变得狭窄，血液难以达到微血管，造成下肢血液循环不良。

●错误2：在膝盖下面垫枕头或靠枕

如果引起膝盖疼痛的原因是膝关节变形，就不能让膝盖长时间维持弯曲的姿势，否则变形的状况会更加恶化。

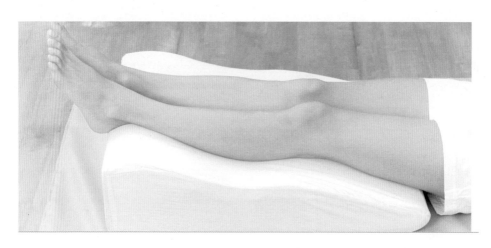

●正确做法：采取自己感觉最舒适的姿势

睡觉时，可采取自己感觉最舒适的姿势，如仰卧时，在膝盖到小腿的部位垫一个坐垫使小腿和脚抬高，以减轻疼痛；侧卧时，使膝盖自然弯曲，也可在两腿之间夹一个坐垫以减轻下肢的不适。

| 误区四：为了锻炼下肢，不用拐杖

有些人会出于种种原因而拒绝使用拐杖，有为了锻炼下肢而拒绝使用拐杖的，有觉得自己年纪轻轻而不好意思使用拐杖的。但其实有时候使用拐杖反而有利于疾病的恢复。

●错误 1：不管下肢多痛都不用拐杖

使用拐杖是因为下肢疼痛等原因影响了自己的活动范围，为了扩大自己的活动范围才不得已而使用。如果因为心里有抵触作用而拒绝使用，会使下肢疼痛渐渐无法忍受，进而减少活动量，这是不利于缓解疼痛的。

●错误 2：使用拐杖会使肌肉退化

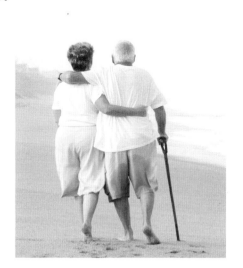

有人认为，使用拐杖会使下肢肌肉失去锻炼，造成肌肉不断退化乃至萎缩不可用。然而，事实恰恰相反。如果不用拐杖会因疼痛而更加不愿出门，日久必会造成下肢肌肉逐渐退化。如果使用拐杖，不但能减少走路时的负担，而且会使下肢肌肉得到适当的锻炼。

●正确做法：用拐杖来辅助步行

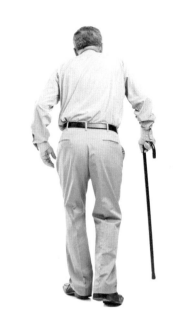

拐杖可以辅助下肢，起到支撑身体重量的作用。使用拐杖帮助走路，可比不使用拐杖走得更轻松、更长远，而且疼痛会减少。因此，拐杖是帮助支撑身体的肌肉快速恢复的重要用具，下肢疼痛的人尤其要多加利用。

选择适合自己的拐杖才能真正起到缓解疼痛的作用。使用拐杖时，应用食指和中指夹住拐杖头，再用整个手掌包覆住把手，肘关节弯曲度应为 30° ～ 40°。拐杖的长度以把拐杖顶在离脚尖 20 厘米处时，握拐杖的手在臀下的高度最理想。

| 误区五：肢体疼痛就马上泡澡或热敷

当身体不适时，很多人都喜欢洗个舒服的热水澡，或是泡澡、泡脚等来缓解身体的不适，而且泡澡或热敷对缓解疼痛有很好的效果。但是泡澡或热敷只有在没有肿胀或发热的情况下才会达到缓解疼痛的效果，否则，不仅不会起到应有的效果，反而会使症状更加恶化。

●错误1：盲目泡温泉治疗

温泉中含有促进血液的成分，如果身体中有血管破裂，或有缓慢出血的状况时，泡温泉反而会造成出血过多，使疼痛加剧，患处变得更难以治疗。

●错误2：身体倦怠时立即泡澡

当身体感觉沉重或有倦怠感的时候，绝不能立即泡澡。如果是发炎引起的疼痛，泡澡反而会使患部恶化。

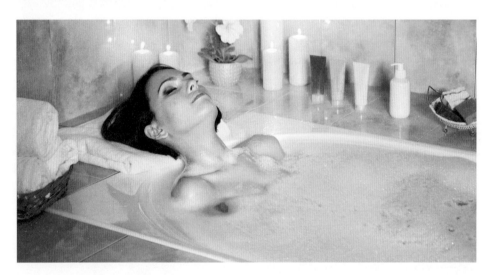

●正确做法：刚疼痛时冷敷并安静休养

身体刚开始疼痛时，要安静地坐下或躺下，先冷敷患部。如果想要清洗身体，不要泡澡，要用温凉的水尽快洗好，待肿胀和发热退去后再考虑泡热水澡和热敷。

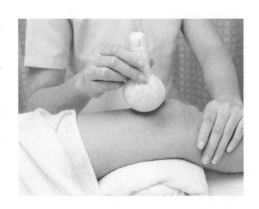

| 误区六：上下楼梯时不用扶手

在日常生活中，有些人会选择用爬楼梯的方式进行身体锻炼。在爬楼梯时，我们要注意一些问题，才能避免对膝盖和下肢造成伤害，从而影响我们的健康。以下是一些在上下楼梯过程中常见的错误：

●错误 1：爬楼梯时不用扶手

对于很多腿脚灵活的年轻人来说，楼梯的扶手只是一个起到防护作用的护栏。但很多人却不知道，人在上下楼梯时，膝盖的承重量约为体重的 7 倍，不用扶手无形中增加了膝盖的负担，久而久之，下肢就容易出现一些问题。

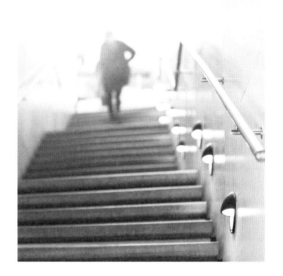

●错误 2：一步两个台阶

有的人爬楼梯时为求速度，一步上两个台阶，甚至一步跨过好几个台阶。孰不知这样爬楼梯的速度是快了，但由于膝盖弯曲的弧度更大、负担更重，对膝盖造成的伤害也就更大了。

●正确做法：爬楼梯时利用扶手

为了减少上下楼梯时对膝盖的负担，要充分利用楼梯的扶手，这样不仅有利于保护膝盖，对整个下肢也很有好处。

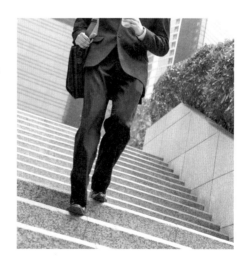

| 误区七：穿松的鞋子减轻下肢负担

"千里之行始于足下"，为了减轻我们足部受到伤害，选择一双适合自己的鞋子显得尤为重要。一项数据调查结果显示，成年人的脚病与多种因素有关，其中64%源于穿鞋不当。为了避免我们双脚的"保护神"扮演破坏者的角色，要注意下面这些错误的穿鞋方式：

●错误1：穿鞋跟过高的鞋子

人在穿高跟鞋走路时，为了保护身体平衡和稳定，膝盖会不自然地弯曲，这必会给膝盖造成很大的负担，而且在这种情况下，身体很容易前倾，一不小心就会扑倒，相当危险。

●错误2：穿拖鞋或脚后跟没有包覆的鞋

穿着拖鞋或脚后跟没有包覆的鞋走路时，脚跟会浮起很多，姿势也会随之变得不稳定，不但影响身体平衡，也给脚尖和下肢带来很大的负担。如果鞋跟很高的活，会使脚往旁边歪斜，在这种情况下，为了维持身体平衡，很容易一不小心扭伤脚踝，甚至会对下肢造成伤害。

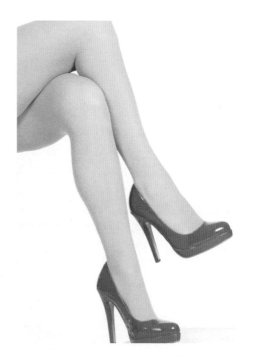

●正确做法：选择适合自己的鞋子

合适的鞋跟应该是以2厘米最佳，最好不要选择5厘米以上鞋跟的鞋子。拖鞋前脚掌的包覆最好能延伸到鞋子一半以上的位置，这样走路时才有利于稳定。鞋子的大小不仅要能穿进去，还必须让脚趾轻松活动。

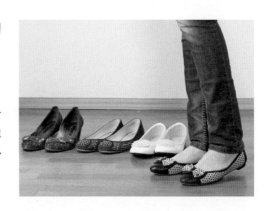

| 误区八：厕所里的"马拉松"

许多人喜欢在上厕所时玩手机或阅读，于是上厕所变成了一场"马拉松"，这可不是一个好习惯。长时间蹲厕所不仅影响身体的血液循环，还会对下肢造成伤害。

●错误 1：直接起身

人从下蹲到站起的过程中，会对膝盖造成很大的负担，所以，如果厕所装有扶手，起身时要借助扶手慢慢站起；如果没有扶手，要用手扶着墙壁慢慢站起来。理想的扶手位置是坐在马桶上就可以轻松够到，位于腰和肩膀之间为最佳高度。

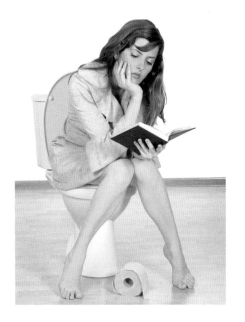

●错误 2：上厕所时间过长

无论是蹲式排便还是坐式排便，时间都不应超过 10 分钟。蹲式如厕时间过长可导致直肠静脉曲张瘀血，易引发痔疮，且病情的轻重与时间长短有关，时间越长发病概率越高。而坐式如厕时肛门周围的肌肉会牵拉直肠，使得排便需要更加用力，肛裂和便秘等病症就更加容易发生。

●正确做法：结合蹲式排便与坐式排便的优点

坐在马桶上方便时，条件允许的情况下可以在双脚下垫个物体，比如矮凳、几本厚杂志，把双脚垫高，使大腿面保持水平，不但能舒服地坐着排便，还能继续蹲式排便的优势，这样更有利于排便。

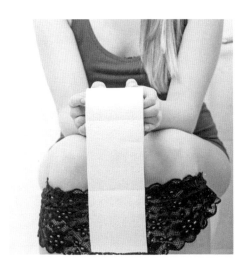

| 误区九：搬东西用蛮力

很多人在拿东西、搬东西或抱小孩时会有一些不良习惯，若长时间不注意，这些不良习惯容易引起腰部或下肢损伤。因此，我们要及时改掉这些不良习惯。

●错误 1：单手提重物

一手提行李或购物袋很容易使身体倾向一侧，这时应把东西分成两个袋子，用两手来提，这样左右两侧重力均等，身体也容易保持平衡。另外，还可以选择使用双肩背包。

●错误 2：弯腰拿低处的物体

许多人从地上捡东西、抱小孩或宠物时，都会直接弯腰将其抱起（拿起），这一动作不仅容易使人一不小心扭到腰，还会对下肢造成很大的负担。

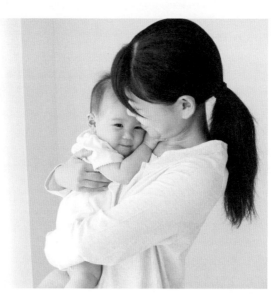

●正确做法：搬东西时完全蹲下后再将东西搬起

搬东西时要先走到东西前面，双脚打开，与肩同宽，完全蹲下后，再将东西轻轻搬起。带婴儿外出时，要尽量利用婴儿车。背着婴儿就如同在背上负重走路一样，会对膝盖造成很大的负担，即使是抱在手上也同样有负担，而且长时间抱着婴儿，会压迫手臂的血液循环。

| 误区十：经常托腮或长时间头侧一边讲电话

开会时、看书时、脑袋有点儿晕时，甚至装可爱时，不少女孩子都喜欢用手支撑着脸。另外还有的人在忙碌时经常会头侧一边讲电话，这些小习惯都容易造成面部及颈部的损伤。

●错误 1：经常用手托腮

很多人在思考问题或是发呆的时候，总是会不自觉的单手或双手托腮，这样一个不经意的动作，其实也是"毁颜"利器。长时间托腮后，把手放下来时，一定会感到面部发麻、下巴发红，这些症状就是面部血液循环不畅造成的。

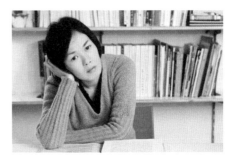

●错误 2：长时间头侧一边讲电话

我们经常能看到在办公室里忙碌的人或是在家中忙于家务的人为了不中断手中的活，常会将话筒夹在脖子上讲电话。如此一来，颈部肌肉会过度用力收缩，颈椎容易受伤。同样，侧着身子在沙发上睡着了，如果长期往右侧弯，右边的椎间盘或关节容易退化。

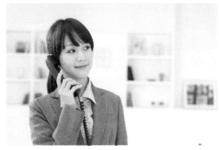

●正确做法：想问题时多起身走走；避免长时间头侧一边讲电话

思考问题时要多起来走走，或将双手放在后颈，扭转颈部，保证脑部血液流通。如果有托腮的习惯，坐着的时候在手中拿一本书或一支笔，时刻提醒自己。接电话时，最好能停下手中的工作，待通话结束后再继续工作，或使用电话的免提功能，或使用耳机接听，这样不至于耽误手头的工作。手持电话应放松肩部，头颈直立，不要用力握话筒，至少 10 分钟换一次手。

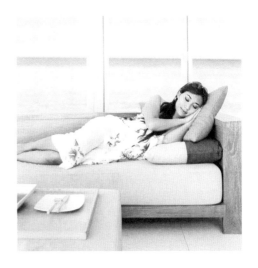

| 误区十一：做家务时长时间站立或反复弯腰

对于家庭主妇来说，每天都会进行一些家务劳动。虽然现在科技发达，许多家用电器大大减轻了家庭主妇们的负担，但有些家务活仍免不了需要长时间站立或反复弯腰，时间一长或稍不注意，常会使身体受到伤害。

●错误一：操作台过高或过低

由于装修时设计方面的一些原因及个人身高方面的原因，家中厨房的操作台总不能完全符合我们的操作习惯。操作台过高或过低会导致腰部压力大增，拉伤颈脖、双肩及腰部肌肉。

●错误 2：反复的弯腰动作

我们在晾衣服、擦窗户或做其他清洁工作的时候，常会不自觉地弯腰，这会对腰部、下肢和膝盖造成很大的负担。此外，熨衣服时站立、弯腰或坐在地板上，也会给下肢带来持续性的负担。

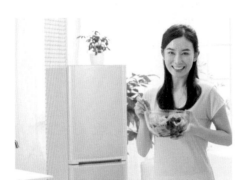
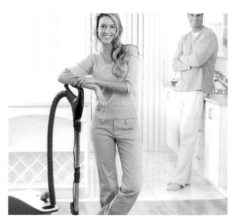

●正确做法：操作时操作台应略低于手部

在操作台前操作时，双脚与肩同宽站立，双肩自然下垂，肘部弯曲90度，切菜台比手部略低即可，如果过高可以加个脚凳。为了避免重复弯腰动作，可以把洗好的衣服放在较高的位置，位置的理想高度应该是与腰平齐，这样干活时就会比较轻松。清洁时应选择不用弯腰、挺直脊背就能打扫的拖把或专用清洁工具。清扫房间时还要注意保持身体平衡。如果总是用同一只手拿着扫把或吸尘器，身体会很容易歪曲，所以要每隔几分钟就换一次手。

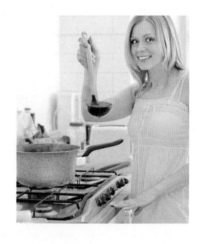